AF310680

L'ART
DE TRAITER ET DE GUÉRIR
LA VÉROLE,

Et les Gonorrhées virulentes, les Poulains ou bubons vénériens, les Chancres, les Phimosis et les Paraphimosis, les Crêtes, les Poireaux, les Condylômes, les maladies des Testicules, les Abcès au Périné, la Courbature de la Verge, l'Impuissance, l'Affaissement du nez par la vérole, les Maladies des yeux à la suite de la syphilis, les Tremblemens et la Paralysie vénérienne, les Ulcères de la matrice, le cancer confirmé, les Scrophules et la mère des Pians, le Cocobé, les Pians rouges, les Lépreux dégénérés, L'éphantiasis, les Crabes qui attaquent les mains et les pieds, le Tétanos ou mal de mâchoire, le mal d'Estomac ou destruction volontaire, le ver de Guinée, et les Fièvres qui règnent ordinairement dans l'île de Saint-Domingue, sur les nègres nouvellement débarqués, et même sur les Européens et naturels du pays ;

Avec une note exacte de toutes les plantes, arbres, arbrisseaux et animaux indigènes, qui servent journellement dans la médecine, et sur le quinquina du pays, préférable à celui du Pérou, qui sert d'embellissement dans les jardins des Tuileries, Luxembourg et de celui des Plantes, qui font les délices des Parisiens et des Européens arrivés dans la capitale ;

Avec explication, propagation et communication des symptômes qui accompagnent la syphilis, qui sont absolument les mêmes que ceux de la mère des pians abatardie en Europe, avec leur pronostic et diagnostics.

Par J. B. DALIGUET, Maître en Chirurgie, et Américain réfugié à Paris.

PARIS,

Chez L'AUTEUR, boulevard du Temple, n°. 86.

1813.

PRÉFACE.

Les motifs qui ont engagé l'auteur à faire ce petit ouvrage sur les maladies vénériennes, sur la mère des pians, le cocobé, l'éléphantiasis, les crabes, les dartres, le cancer de cause interne, les scrophules, ulcères à la matrice, abcès au périné, le tétanos, sur l'impuissance, la paralysie vénérienne et tremblemens, ver de guinée et mal d'estomac, et des fièvres qui règnent sur les Africains, et sur les Européens absolument plus dangereuses.

Symptômes qui les caractérisent, et leur progrès avec leur traitement en particulier, puisés dans le régime des végétaux et animaux, peu dans les mercuriaux.

Maladies indigènes aux peuples Africains et Indiens, même aux gens de couleur, en ayant très-souvent guéri dans ma pratique de vingt-cinq années consécutives.

Il a cherché depuis long-tems à dérober par ses sages conseils, un grand nombre de victimes à la fureur de ces cruelles maladies, et en se rendant en Europe il jeta un pont sur l'Océan, afin d'arrêter les progrès du plus terrible des fléaux, qui ravage et torture dans les deux sexes la fleur de la jeunesse dans les quatre parties dn monde, et la postérité en naissant accablée d'infirmités.

Pleinement assuré par sa propre pratique de la douceur et de la bonté des remèdes qu'il propose, qui lui ont toujonrs réussi à la satisfaction des malades, il ne balancera plus à prouver leur vertu, soit dans le règne des végétaux, des animaux et des mercuriaux, sudorifiques frais, les balsamiques et les anodins.

Il finit en assurant avec toute la candeur et la sincérité dont doit se féliciter tout homme honnête, qu'il est peu de remèdes aussi benins, aussi efficaces que ceux qu'il propose pour la guérison radicale de ces maladies.

Il se croirait bien dédommagé de ses peines s'ils pouvaient être agréés des personnes instruites, de bon sens, et versées dans la connaissance de l'art de guérir.

Il serait nécessaire qu'il s'établît une branche de commerce entre la France et l'Amérique, et cela regarde les pharmaciens avec ceux de Saint-Domingue, etc., afin d'en retirer les syrops et tisannes royales, des bois et racines des sudorifiques frais, envoyés dans des bouteilles ou barils de bois blanc hermétiquement bouchés et cachetés ; on en verrait des effets surprenans sur les maladies vénériennes, les scrophules, le cancer, les ulcères quelconques, les dartres, la galle, la petite vérole, la paralysie de cauuse interne, les rhumatismes et la goutte qui désolent et torturent l'Europe, estiment avec raison qu'il deviendrait sous peu avec le Continent la branche la plus considérable du commerce, même plus que le pain, le vin, etc., à raison de 15 francs la bouteille de litre de sirop, et 4 francs la bouteille de tisanne royale.

Le gouvernement y trouverait un avantage au moins de 25 millions par année, sur les incurables de tous les hospices de l'Europe qui lui sont soumis ou amis, vu qu'il n'y a que la France et l'Espagne qui possèdent des colonies où l'on trouve des sudorifiques en abondance, peu l'Angleterre que précairement.

Je suis assuré que les trois quarts des malades que l'on regarde incurables sortiraient des hospices, dans le courant de trois à quatre mois de traitement, en leur faisant observer un régime sec, ce qui devient très-coûteux au gouvernement, soit par leur nourriture, les remèdes et l'entretien, et les trois quarts alors rentreraient à la société et à l'agriculture.

Les dépôts pour le gouvernement pourraient se faire dans les mairies et chefs-lieux de chaque département, afin d'en éviter l'altération de l'un et de l'autre.

' Quel avantage en outre pour les armées sujettes à camper en pleins champs, exposées aux glaces, aux neiges, à la pluie et par là sujettes aux douleurs rhumatismales et goutteuses, aux dartres, à la galle par contact, et maux vénériens.

L'ART

DE TRAITER ET DE GUÉRIR

LA VEROLE, etc.

Je dis que la vérole ou syphilis est naturelle chez les Indiens et Africains auxquels ces peuples sont sujets, sans doute, de toute éternité, et je crois même que la lèpre n'était autre chose que les pians dégénérés en Europe par le climat froid, de même que les dartres. Les auteurs anciens et modernes ne sont pas d'accord sur son origine en Europe, et moi je crois qu'elle y existe depuis la création des premiers hommes, vu qu'on a toujours transpiré et mangé, enclins à la malpropreté, à la débauche et au libertinage; maladie qui a fait en Europe, et en général dans tout l'univers des progrès si rapides par la navigation, etc., que les quatre parties du monde en sont affligées, même les Chinois, en ayant traité deux marins, à Philadelphie, en 1794, pour des chancres et chaude-pisses apportées de la ville de Canton.

Mon dessein n'étant pas de faire de longs discours sur ces affreuses maladies, je me contenterai d'en donner une idée succinte de la manière dont elles se communiquent, et de leurs différens caractères, et des accidens qui les accompagnent, avec quelques raisonnemens sur l'usage des remèdes soit indigènes, soit exotiques, qui lui ont toujours réussi dans sa pratique de vingt-cinq années dans l'Amérique du sud, et du nord de Philadelphie, de même qu'à Paris, depuis six années qu'il y exerce honorablement sa profession.

Les symptômes de la vérole, ou humeur pianique ne laissent aucun doute qu'ils ne soient causés par un acide fixe, salé, âcre, et corrosif, qui altère et corrompt la lymphe, et la synovie dans les articulations qu'ils coagulent, de même que fait le lait par le vinaigre, le citron ou la crême de tartre, symptômes qui ne diffèrent que par la diversité des humeurs auxquelles ce sel acide se fixe, à cause de l'analogie qu'il y a avec elles, ou de l'impression qu'en a reçu la partie où le virus s'est insinué et attaché.

La matière virulente s'attache ordinairement chez les femmes à la vulve, au vagin, aux grandes et petites lèvres, au clitoris, aux carroncules myrtiformes, au col de la matrice, même à l'entrée du canal de l'urètre, ce qui arrive rarement aux femmes, vu que leur canal est beaucoup plus court que celui des hommes, et souvent il s'attache aux lèvres, aux gencives, à la langue, aux mammelons par des baisers lascifs, même par un nourrisson mal-sain, même par une nourrice vérolée à l'enfant sain.

Chez les hommes la gonorrhée attaque en généra lla membrane muqueuse du canal de l'urètre, la fosse naviculaire, le gland, les vésicules séminaires, les glandes prostates et celles de Cowper ; ainsi si c'est par la verge ou le vagin qu'on gagne la vérole, alors elle peut produire chez les deux sexes des gonorrhées, des poulains, des chancres, des crêtes, poireaux, candylomes, ragades, fraise, fics et des crystalines, et par sa dégénération, des dartres, cancers, scrophules, exostoses, carries, la paralysie et même la goutte rhumatismale.

Les poulains et les gonorrhées qui suppurent abondamment emportent la plus grande quantité des levains véroliques dont le sang se trouve infecté, et par ces moyens ils sont moins dangereux pour les malades, pourvu qu'ils paraissent immédiatement, ou peu de temps après le commerce impur.

Mais au contraire il a toujours observé que ceux qui paraissent long-tems après, sont toujours des signes certains d'une crise imparfaite du virus qui a commencé par infecter la masse des humeurs, avant de faire connaître ses signes au dehors.

Dans les premiers cas le virus ne se communique qu'aux parties qui ont souffert le contact ; ainsi étant bien traités, ils seront assurés de leur guérison radicale et sans crainte d'avoir la vérole, c'est ce qu'on n'ose espérer dans le traitement des autres cas, et qui souvent même ne peuvent se guérir sans les secours des frictions mercurielles, ou par les sudorifiques frais.

Quant aux chancres vénériens, on doit toujours

suppurer et jamais répercuter, pour se soustraire à la vérole.

Il en sera de même des gonorrhées, comme étant un flux par lequel il se fait ordinairement une grande évacuation du virus, alors elle donnera plus rarement la vérole que les chancres et les poulains.

Un homme peut avoir la vérole, et ne point la communiquer à sa femme saine ; il en est de même de la femme gâtée envers son mari sain, cela peut être pour un moment, mais on doit cependant s'en défier, vu qu'elle pourrait se communiquer, et cela n'est malheureusement que trop fréquent, soit par le coït, le contact, même par des baisers lascifs à la suite de la salive altérée, et surtout par la transpiration encouchant ensemble. Il est en outre de la dernière importance de bien connaître si un malade qui vient vous consulter est véritablement attaqué de la vérole, afin de ne point l'exposer sans nécessité à nn traitement pénible, ou bien pour employer à temps un remède qu'on ne peut différer sans courir les plus grands dangers ; en conséquence voici les signes les plus certains qui caractérisent cette maladie, de sorte qu'on ne la puisse confondre avec d'autres signes presque ressemblans.

On doit d'abord s'informer avec les malades la vie qu'ils ont menée, savoir si par le passé ils n'ont pas eu des maux vénériens, et si les poulains ont bien suppuré ou non, si les chancres ont duré long-tems, et si les chaude-pisses ont bien coulé ou ont été supprimées mal à propos par des injections astringentes ou si l'écoulement s'est arrêté de lui-même, ou par toute autre cause.

Quand même ces maladies auraient disparu par imprudence, comme il arrive quelquefois, ne laissant pas que d'être des signes certains de la vérole, et sur-tout si l'on a négligé de se faire traiter.

Ces indices deviendront des signes certains quand les malades se trouveront encore attaqués des accidens suivans, c'est-à-dire qui se démontrent long-tems après, tels que des petits ulcères qui viennent sur le gland et le prépuce, au périné, au scrotum, à l'anus, même des poireaux ; aux femmes, aux grandes et petites lèvres, à la vulve, au vagin, au clitoris, aux carroncules myrtiformes et au col de la matrice, de même à l'anus ; des chancres à la gorge, à la luette, aux amygdales, aux gencives, à la langue, carries des os du nez et des palatins, des exostoses, des bubons sous les aisselles et aux glandes inguinales, le visage et le nez couperosé, des douleurs aigües dans la substance des os, qui se réveillent ordinairement et rigoureusement plus la nuit que le jour, de même que celles des pians, qu'on doit bien distinguer de celles du scorbut, des rhumatismes et surtout de celles de la goutte, qui tyrannisent les malades presque également la nuit comme le jour, et dans toutes les saisons.

On a souvent la vérole sans l'avoir méritée, tels

sont ceux à qui cette maladie est héréditaire, même ceux qui ont sucé le lait d'une nourrice gâtée, enfin ceux qui ont couché long-tems avec une personne infectée du virus syphilitique.

Ponr bien distinguer la vérole des autres maladies à peu près semblables, on peut y parvenir par l'inspection des pustules véroliques, vu qu'elles sont cailleuses dans leurs bords, et ne suppurent pas, ou bien peu, et ne laissent couler que bien peu de sanie qui s'épaissit à l'air et s'en va en écailles, elles sont ordinairement d'un jaune tirant sur le noir, et laissent toujours des marques sur la peau, accidens qui ne se rencontrent jamais dans les pustules sans vérole.

Outre les signes que je viens de rapporter, et que l'on peut appeler univoques, il y en a encore d'équivoques, tels sont les crachemens de sang, la toux habituelle, la difficulté de respirer, les ophtalmies opiniâtres, la surdité ou dureté d'oreilles, l'obscurcissement de la vue, les fièvres lentes, les bouffissures, et la difficulté de réunir certaines plaies, et de guérir les ulcères scorbutiques et les scrophules compliquées de cette maladie.

Les vérolés ne ressentent pas avec une égale promptitude les effets du virus qui s'est glissé dans leur sang, vu qu'il se développe plus lentement chez ceux dont le sang est d'un tissu plus serré, et plus épais avec moins de vivacité, de même chez ceux qui respirent un air plus grossier et plus froid, et ceux au contraire dont les humeurs sont plus divisées et dans un plus

grand mouvement, qui habitent un lieu plus chaud
et plus vif, ceux-là, dis-je s'apperçoivent plus promptement des accidens qui sont les suites du séjour corrosif de ces sels irritans et étrangers qui circulent dans
leurs humeurs que la chaleur fait fomenter.

J'ai vu très-souvent que les personnes grasses et
pituiteuses sont plus long-tems à ressentir les accidens
du vice syphilitique.

Je crois que la mère des pians est l'auteur du véri-
table levain vérolique, vu que les symptômes sont
absolument les mêmes de ceux de la vérole, ou c'est
la vérole qui serait l'auteur de la mère des pians.

Il faut cependant que l'origine du syphilis parte
d'une cause quelconque, puisque tous les auteurs
sont d'accord qu'elle sort des Indiens sauvages, intro-
duite en Europe par Cristophe-Colomb, lors de la
découverte de Saint-Domingue, et sujets comme les
négres aux pians, en ayant traité ; et pour parvenir à
la guérison des pians, il faut absolument les mêmes
médicamens que dans la vérole, soit simples ou composés, puisés dans les dépuratifs, les sudorifiques et
les mercuriaux.

Je puis me tromper sur l'origine de la vérole, mais
j'en doute, c'est toujours la vérole, ou l'humeur
pianique qui torture l'univers, et forme une population languissante, soit par les écrouelles, les cancers,
la pulmonie, l'épilepsie, les nerveux et vaporeux,
les paralysés et les goutteux, les obstructions des
viscères, qui conduisent à l'hydropisie, les ulcères et

les squirrhes à la matrice , les polipes au cœur, etc. ;
voilà en général les maladies chroniques, pianiques
ou véroliques qui détruisent ou estropient un quart
par année de la population d'Europe et du monde
connu.

J'observe que les trois quarts et demi des médecins d'Europe qui ont écrit sur la vérole depuis plusieurs siècles, ne connaissent pas les pians, vu que
la navigation d'outre-mer était alors inconnue, estiment que la lèpre , alors très-connue en Europe,
n'était autre chose que les pians dégénérés qui ne
pouvaient grossir par le changement de climat froid.

C'est depuis trois siècles que le syphilis fut introduit
en Europe, et que les praticiens anciens et modernes
se sont appliqués pour parvenir à la guérison de cette
maladie, à la connaissance des plantes, et des mercuriaux employés sous diverses formules , aux boissons rafraîchissantes et adoucissantes, et aux sudorifiques secs dépourvus absolument de leurs baumes,
de leurs sels , de leurs huiles et de leurs gommes.

Il s'agit de trouver dans ces deux règnes, même
dans celui des animaux, celui qui convient le mieux
aux variations de cette maladie si douloureuse, et
destructive de l'humanité.

De la gonorrhée virulente ou chaude-pisse.

La gonorrhée ou syphilis est une affection de la
membrane muqueuse du canal de l'urètre , et siége ordinairement au meat urinaire, à la fosse naviculaire

où se passe ordinairement le chatouillement agréable,
aux vésicules séminaires, aux glandes prostates, et
dans celles de Cowper, et quelquefois dans la substance du gland.

Maladie qui ne peut provenir dès son origine que
du vice pianique, auquel les Indiens et Africains sont
sujets en naissant, maladie indigène chez ces peuples,
de même que la petite vérole, étrangère encore à
l'Europe, qui désole l'Afrique et l'Amérique, ainsi
que les dartres, la galle, les scrophules, la teigne,
le cancer, qui ne sont que le résultat des humeurs
pianiques abatardies et dégénérées.

Chez les femmes, elle afflige le vagin, la vulve,
les carroncules myrtiformes, les grandes et petites
lèvres, les prostates et celles de Cowper, même assez
souvent le col de la matrice, et rarement le canal de
l'urètre, vu qu'il est plus court que celui des hommes.

Les anciens médecins ont établi trois espèces de
gonorrhées, la confluente, la sèche et la batarde ; ces
dénominations sont assez inutiles, il s'agit d'adopter
celles qui sont ordinairement le produit d'un vice d'in-
fection.

La première espèce est celle qui s'observe le plus
fréquemment, et se déclare ordinairement peu de
jours après le commerce impur, s'annoncent par un
prurit un peu douloureux, surtout lorsqu'on veut
uriner, par le passages des urines chaudes et salées
sur l'excoriation enflammée ; il survient presque aussi-tôt un suintement de matière puriforme qui sort

goutte à goutte, il arrive même assez souvent que
l'écoulement s'annonce aussitôt que la douleur par
un sentiment de plaisir, et pendant que dans d'autres
cas la douleur et l'inflammation sont portés à un
degré excessif qui les précèdent de sept à huit jours ;
même la verge devient tendue, douloureuse et se
courbe, alors il coule beaucoup plus d'humeur séminale
âcre, semblable à du pus cendré, et souvent
coule verte, jaune et fétide.

Chez les femmes, elle s'annonce dans le commencement
par un prurit et chatouillement agréable qui
les exposent à rechercher les approches des hommes ;
en général leurs parties sont plus rouges qu'à l'ordinaire,
deviennent douloureuses et sensibles à l'impression
du doigt, et se boursouflent ; alors il coule
beaucoup de matière séminale qui varie dans les
couleurs.

La gonorrhée bâtarde chez l'homme a son siége
autour du gland et au dedans du prépuce, elle s'annonce
par un picotement et chatouillement incommode,
avec gonflement du gland et de la verge, avec
un suintement de la matière lymphatique.

Les femmes sont rarement affectées de cette gonorrhée,
cependant elles n'en sont pas exemptes, ayant
eu occasion d'en traiter plusieurs qui leur attaquent
le clitoris qui se gonfle avec un hérétisme et des
picotemens des plus incommodes, avec un peu de
suppuration roussâtre.

La troisième espece de gonorrhée est la sèche qui

affecte le canal de l'urètre par une douleur sourde
dans le commencement, surtout lorsqu'on veut uriner, et sans aucun écoulement de semence ni de pus,
ou du moins bien peu, cette maladie s'appelle dysu-
rie vénérienne sèche, et quelquefois dégénère en
stangurie, avec douleurs, rougeur, chaleur au périné et à la verge, avec inflammation des vésicules
séminaires, des glandes prostates et de celles de Cowper, maladie qui précède les gonorrhées virulentes.

Les deux sexes sont sujets à un flux habituel d'humeur séminale, à la suite des gonorrhées mal guéries,
il peut venir encore par un relâchement des vésicules
ou réservoirs de la semence, même par des chaude-
pisses réitérées, longues et opiniâtres, maladie que
l'on confond souvent avec les fleurs blanches dégénérées.

Si l'écoulement {de la semence est trop abondant
chez de certains sujets, alors il épuisera peu à peu la
partie spiritueuse et balsamique du sang, et causera
l'amaigrissement, de même que ceux qui s'épuisent
avec les femmes, ou par la masturbation.

Cet écoulement continuel se guérit plus difficile-
ment que l'écoulement par intervalle, parce qu'il est
plus difficile de resserrer les canaux excrétoires trop
dilatés que de rétablir et de donner le ton aux parties
trop relâchées.

Dans les chaude-pisses cordées, il arrive au canal
de l'urètre une inflammation à la suite d'un ulcère
vénérien qui gagne par degrés jusqu'au tissu spon-

gieux, alors ce tissu résiste à l'expansion de la verge lorsqu'elle veut s'allonger, et quelquefois par son érection involontaire, on éprouve des douleurs insupportables vers ses attaches, à la symphyse du pubis, de même aux corps caverneux qui se crispent au point que la corde casse, expression vulgaire; alors on éprouve des douleurs inexprimables, avec une hémorragie considérable, et peu de tems après le malade se trouve soulagé.

On doit aussitôt le mettre à l'usage des remèdes et des tisannes rafraîchissantes pour abattre l'inflammation, et sous peu l'écoulement devient plus épais et plus blanc, moins âcre et moins piquant, et reprend sa qualité naturelle, l'inflammation se dissipe, l'écoulement finit de lui-même, et l'ulcère se cicatrise.

Il en arrive de même aux femmes, lorsque l'inflammation se porte à un degré excessif sur les grandes et petites lèvres, le vagin, la vulve, le clitoris, les carroncules myrtiformes; alors ses parties se roidissent à un tel point que les douleurs sont cruelles; il leur est même impossible de souffrir les approches de l'homme.

En général, dans toutes les gonorrhées qui se cicatrisent on apperçoit dans les urines des filamens lymphatiques, qui servent à réparer les parties rongées par les ulcères.

J'ai très-souvent observé sur les Africains qu'on peut avoir des gonorrhées par la répercussion des vices pianiques, dartreux, scrophuleux, galleux, la masturbation, par un trop grand usage du taffia, même par la bierre. Ces sortes de gonorrhées ne sont jamais accompagnées d'aucun symptômes fâcheux, et se guérissent très-facilement ; cependant j'en ai trouvé où je me suis vu forcé d'administrer les sudorifiques frais, surtout dans la répercussion des pians et des dartres.

Pour bien s'assurer chez les hommes si une gonorrhée est virulente ou non, il faut examiner avec attention si l'écoulement qu'elle répand est une matière purulente, et teinte quelquefois des filamens sanguins, qui bien souvent coulent vertes, ou jaunes, avec de grandes difficultés d'urines, par l'inflammation des parties qu'elles attaquent.

Chez les femmes les gonorrhées siégent ordinairement dans les glandes vaginales, alors la matière est plus belle que celle qui vient de la matrice, même des glandes prostates ou de Cowper, il faut savoir la distinguer d'avec les fleurs blanches qui dégénèrent très-souvent en vert ou jaune par la corruption de la lymphe altérée par un vice caché soit scorbutique, scrophuleux, galleux, dartreux ou vénérien.

Les fleurs blanches viennent de la matrice ou du vagin par les vaisseaux lymphatiques qui y abondent, sur-tout dans l'intérieur de l'utérus.

Le pronostic des gonorrhées est souvent dangereux par l'inflammation qui tourne quelquefois en gangrène, par la difficulté qu'ont certaius malades qui sont obligés de cacher ces sortes de maux. On peut se mettre en garde contre ces accidens en y remédiant au plus court délai, et se confier à des personnes éclairées qui ne s'occupent que de ces sortes de maux.

La curation des gonqrrhées.

Lorsqu'un malade vient vous consulter sur une gonorrhée avec inflammation, il faut sur le champ le faire saigner une ou deux fois si les forces le permettent, ensuite à l'usage des bains domestiques, et aux fomentations de la verge et des parties voisines avec la décoction des plantes émollientes, même tremper la verge dans du lait tiède, ensuite des cataplasmes de mie de pain avec du lait, qu'on pourra couper avec l'eau distillée de frai de grenouille, dans les grandes douleurs inflammatoires ; ensuite on mettra le malade à l'usage des tisannes rafraîchissantes et adoucissantes, telles que guimauve, graine de lin, racines d'oseille, fraisier, chiendent, nénuphar, chicorée sauvage, et de l'orge, qu'on aiguisera d'un gros de sel de prunelle, ou bien de nitre purifié, par litre de tisanne légère.

Les lavemens émolliens ne seront pas oubliés, au moins une et deux fois par jour.

Si après avoir fait usage pendant quelque tems des tisanes prises abondammment, et autres remèdes, ne calment pas l'inflammation, alors on mettra le malade à l'usage des émulsions des graines de melon, de pavot blanc, de lin et de chanvre, à la dose d'un

demi-gros de chaque qu'on pulvérisera, où l'on ajoutera par dessus deux grands verres de décoction de
fleur de nénuphar, et après l'avoir coulée on y join-
dra deux onces de syrop de violettes, qu'on partagera
en deux doses. On aura l'attention de les prendre
au moins pendant huit à dix jours, et boire toujours
quelque verres de tisanne dans le courant de la
journée.

Observer un régime humectant et adoucissant,
éviter les ragoûts, pâtisseries, viandes et poissons salés, liqueurs spiritueuses et fermentées, l'exercice du
cheval, la masturbation et le coït, alors on sera
assuré de sa guérison radicale avec ces sorte de remèdes simples.

Si l'écoulement continuait après avoir exécuté et
bien observé ce que je viens de prescrire, alors il
faut sans balancer avoir recours aux boissons ci-après,
qui rarement, même jamais, manquent la guérison
des gonorrhées virulentes, même celles qui *ont résisté*
aux mercuriaux ; la tisane sera composée des racines
de cabaret, de tormentille, d'aulné, iris, tamaric,
roseau, gentiane et bardane, de chaque demi-once,
le tout ratissé, coupé et bien lavé, qu'on fera bouillir
pendant une demi-heure, dans trois livres d'eau de rivière, qu'on réduira à deux livres, que le malade
boira dans la journée, c'est-à-dire deux verres à jeun,
deux avant le dîner, le surplus l'après-midi. On
pourra même donner l'opiat suivant composé de
corail rouge, une once, yeux d'écrevisses, une once,

rhubarbe fine , une once ; le tout amalgamé avec
uue suffisante quantité de copahu et de thérébantine
de Venise à égale quantité ; la dose sera d'un gros
matin et soir , avec attention de purger de quinze en
quinze jours avec le double de l'opiat ; traitement qui
dure au plus de trente à quarante jours.

Le régime doit être bien observé et pris par préférence dans le lait et les rôtis légers, peu de vin, point
de liqueurs ni salades , ragoûts, pâtisseries, cocho-
nades, ni bierre, ni cidre. Tisanes et opiats que j'ai
toujours employés avec succès.

A Saint-Domingue dans les chaude-pisses anciennes et récentes, je les guérissais avec l'infusion
à froid de la petite mal-nommée, plante qui naît
parmi les indigots, à la dose d'une forte poignée in-
fusée dans deux pintes d'eau de rivière , qu'on buvait
dans la journée. Même j'en guérissais avec l'infusion
de quatre feuilles de Karata coupées par morceau, qui
rendent un suc jaunâtre que je faisais infuser dans
deux pintes de vieux taffia, même j'en ai composé un
syrop que je faisais prendre le matin, à midi et le
soir, une heure avant les repas, à la dose d'une cuillerée à bouche, quelquefois deux, suivant l'âge et la
malignité de la gonorrhée.

De même les naturels du pays se guérissent avec
les infusion des racines de moubains, sironel , bois
sucrains, goubeau, cachimen, gemmier blanc, le
rouge ne vaut rien dans la médecine, bois cochon
qui fournit un beaume conforme au copahu, excel-

lent pour la guérison des gonorrhées et des fleurs blanches, dans les ulcères des poumons, dans ceux de la matrice, et crachement de sang, pour les chancres au nez, aux lèvres, à la gorge, à la verge, en les pensant avec de la charpie rapée, et en gargarisme délayé avec un jaune d'œuf et de l'eau de roses, ainsi que pour les injections des ulcères de l'utérus, où les Africaines sont très-sujettes, soit par libertinage, etc. Doses de 15 à 20 gouttes pour l'intérieur, et de 30 à 40 pour l'extérieur, qu'on peut incorporer avec les farines de gomme adragante, de gommier ou de siromel.

Très-souvent j'ai employé dans les anciennes gonorrhées qui avaient résisté à tout autre traitement même aux mercuriaux, les sudorifiques frais, soit en tisanes royales, infusées pendant quinze jours au soleil le plus ardent, et sur quarante bouteilles d'eau de rivière, je faisais entrer cinq livres de sucre brut.

Et pour les personnes délicates j'employais les syrops composés de gayac franc, le bâtard ne vaut rien dans la médecine, squine cueillie au plus de quarante-huit heures, salsaphras, écorces de mapou, encore plus sudorifique que les autres substances, bois sucrain et salsepareille du pays employée fraîchement, autrement ils perdent par la chaleur, dans moins de quinze jours les trois quarts de leur vertu.

En Europe on a inventé beaucoup de remèdes, en général pris dans le règne des végétaux et celui des

mercuriaux, préparés et divisés sous diverses formes,
sachant la répugnance que le public a de prendre ces
sortes de remèdes ; cependant il y a des cas où il en
faut absolument, surtout dans une ancienne vérole
bien confirmée par des crêtes, des poireaux, des con-
dylomes, des chancres anciens, et la crystaline ; cependant avec les sudorifiques je suis presque toujours
venu à bout de les guérir sans mercure, ainsi que les
poulains, les scrophules, les rhumatismes et la goutte,
auxquels les Africains sont sujets comme les Européens, par la répercussion réitérée de l'insensible
transpiration, et par les mauvais alimens dont ils font
usage.

Des poulains ou bubons vénériens.

Les bubons affectent ordinairement les glandes inguinales, les axillaires et les parotides, causés par
l'altération et corruption de la lymphe, par l'humeur
syphilitique pianique, visqueuse, épaisse, âcre et
grossière qui se rend dans ses glandes par les vaisseaux
lymphatiques, dont la congestion et le séjour de la
lymphe dans les glandes, les dilatent et les gonflent,
le virus peut de même y parvenir par la circulation
du sang ; mais l'autre route est plus courte et plus
aisée par les vaisseaux lymphatiques qui aboutissssent
même aux glandes inguinales, etc.

J'ai très-souvent observé quatre causes qui produisent les poulains ; le premier survient immédiatement
après un commerce impur ; le second à la suite d'une

gonorrhée supprimée ; le troisième par la répercussion des chancres , et le quatrième à la suite d'une vérole cachée.

Les femmes comme les hommes sont sujettes aux poulains ; si dans l'action de l'homme sa semence se trouve corrompue , alors le virus syphilitique pénètre facilement la substance des parties de la femme , et se porte par les vaisseaux lymphatiques dans le corps des glandes inguinales. Les femmes étant plus passionnées que les hommes , elles rendent en général une plus grande quantité d'humeur séminale , et si cette humeur se trouve altérée du virus vérolique , alors il s'insinue à travers les pores des parties qu'elle a touché et humecté , se mêle avec la lymphe , et se porte comme je l'ai dit ci-dessus dans les glandes inguinales par préférence , et y forment des poulains , et même quelquefois de deux côtés.

Il peut survenir aussi des bubons simples par la répercussion des humeurs scrophuleuses, cancéreuses, scorbutiques, dartreuses et galleuses, ceux-là , dis-je sont très-faciles à distinguer des bubons vénériens ; on peut cependant se tromper si on n'y apporte pas beaucoup d'attention , il est même urgent de les distinguer des bubonocelles ou hernies inguinales, vu qu'elles occupent les mêmes endroits où siégent les poulains.

Pronostic des poulains.

Les poulains vénériens doivent être regardés dangereux vu qu'ils donnent souvent la vérole, surtout s'ils ne suppurent pas, et s'ils ont été négligés ou mal traités.

Je préviens même les jeunes élèves que les poulains squirrheux et carcinomateux sont plus difficiles à guérir que les œdémateux et phlegmoneux.

Curation des poulains de première classe.

Il faut aussitôt faire saigner suivant les forces et tempéramens, rafraîchir et purger, ensuite des bains, et passer les malades à vingt ou trente frictions par extinction, et terminer la cure par les syrops et tisanes royales des bois sudorifiques les plus frais, ensuite pendant vingt jours à l'infusion des plantes mentionnées dans le traitement des gonorrhées.

Curation des poulains de la seconde classe.

Les poulains de la seconde classe sont produits par la répercussion des chaude-pisses, ou par des chancres, etc. Il faut aussi-tôt chercher à rappeler l'écoulement de la gonorrhée avec les fondaus et tisanes rafraîchissantes et adoucissantes, et chercher à faire suppurer les chancres s'il y a possibilité, et appliquer sur la glande un emplâtre de vigo quadromercurio, des bains, des cataplasmes émolliens, des fomentations et des fumigations anodines.

Curation des poulains de la troisième classe.

On doit au plus court délai chercher à les résoudre

par l'usage des mercuriaux et des purgatifs, des incisifs et des fondans sans chercher à les faire suppurer,
et le plus souvent on se voit forcé d'appliquer des cataplasmes maturatifs pour attirer une suppuration,
et de faire prendre intérieurement les mercuriaux
d'usage pendant qu'ils suppurent, ensuite passer aux
infusions sudorifiques.

Il y a des poulains qui dégénèrent en squirrhe, vu
qu'on ne peut les amener à la suppuration ni à la
résolution par aucun des remèdes internes ni externes,
ils ne font que s'endurcir au lieu de r'amollir, ce qui
arrive assez souvent aux poulains œdémateux, vu que
la matière lymphatique viciée a séjourné trop long-
tems dans les cellules des glandes où elle s'est épaissie
et endurcie, qui augmentent de jour en jour, de
même qu'aux maladies des testicules, et finissent par
être indolentes et sensibles, même quelquefois sans
aucune espèce de douleur, et qui deviennent toujours
à charge aux malades, même peuvent dégénérer en
cancer, sur-tout si l'on se sert des cathériques.

Le parti le plus sage est d'avoir recours aux frictions
mercurielles pendant vingt à trente jours, sans faire
saliver, vu que les globules du mercure qui circulent
avec le sang, sont très-propres si elles peuvent y
pénétrer, à diviser et fondre la limphe viciée en stan-
gnation dans la substance des glandes, d'y corriger le
virus syphitilique, avec attention avant et après de
faire prendre les délayans et les relâchans, tels que
les bains tièdes, les apozènes rafraîchissans et bouil-

lons dépuratifs, même le petit-lait chalibé; les eaux minérales acidulées, même quelquefois les ferrugineuses, les cataplasmes de mie de pain, jaunes d'œufs, et saffran oriental avec du miel, même ceux de farine de graines de lin, avec la décoction de racines de guimauve, et l'emplâtre de mucilages ou de blanc de baleines.

Malgré tous les remèdes les plus sages que l'on peut employer à de certains poulains, cela n'empêche point qu'ils ne deviennent squirreux et carcinomateux, plus durs et plus rénitents, avec des élancemens par intervalle et changent de figure, et s'élèvent en pointe couverte d'une peau noire, tendre et luisante, même un peu rouge; on doit alors les regarder comme cancer confirmé, mais occulte, et finit par la suite à se déchirer et former un ulcère dont il sort du sang, des sérosités et sanies infectes, alors l'ulcère s'accroît insensiblement, les bords se renversent en dehors, il y croît au milieu des chairs baveuses et fongueuses, les douleurs sont inouies, brûlantes et lancinantes, la tumeur devient livide et noire, alors le cancer est bien confirmé.

J'observe qu'on ne peut jamais guérir les poulains carcinomateux, ou bien rarement, que par le fer ou le feu, vu que tous les autres remèdes sont inutiles, il faut les extirper s'il est possible, au plus court délai, et bien faire attention de ne point ouvrir l'artère crurale.

Des chancres.

Les deux sexes sont sujets à des ulcères chancreux vénériens, ils occupent ordinairement aux uns et aux autres les parties de la génération, à l'homme ils attaquent la face interne et externe du prépuce, même au-dedans et aux côtés de toute la couronne du gland, et du frein, et assez souvent dans le canal de l'urètre que l'on confond quelquefois avec la gonorrhée virulente, surtout ceux qui ne s'occupent que bien peu des maux vénériens, et pour s'en assurer il faut y introduire une bougie fondante pendant une ou deux heures, où l'on trouvera des marques de la grandeur des ulcères chancreux.

Aux femmes ils attaquent la face interne et externe des grandes et petites lèvres, l'entrée de la vulve, les rides du vagin, le clitoris, les carroncules myrtiformes, et rarement le canal de l'urètre, vu qu'il est plus court que celui des hommes.

Les symptômes des chancres sont toujours dangereux vu qu'ils donnent la vérole, surtout s'ils sont mal traités et négligés ; ils s'annoncent toujours par un petit bouton pointu, rouge et chaud, avec démangeaisons, leurs pointes blanchissent, s'aplanissent et s'ouvrent légèrement, alors ils rendent un peu de sérosité rougeâtre et forment un ulcère creux qui se remplit insensiblement plus ou moins d'une matière épaisse, tenace et visqueuse produisant des ulcères plus ou moins profonds, grands ou petits, et souvent naissent par placards avec un cercle à l'entour.

Pour bien distinguer les chancres benins des malins, les premiers sont ronds et superficiels, leurs bords ne sont ni rouges foncés ni élevés, sans callosités, et fournissent une matière louable.

Au contraire, les chancres malins sont d'une couleur rouge foncée tirant sur le noir, profonds, livides, enflammés, presque toujours calleux dans leur bord, rendant plutôt une sérosité que du pus réel, cherchant toujours à creuser et à s'étendre.

Il y a des chancres qui paraissent peu de tems après un commerce impur, et d'autres ne surviennent qu'à la suite d'une vérole cachée et invétérée ; et à des hommes et femmes perverties, ils attaquent les environs de l'anus intérieurement et extérieurement, leur donnent la crystaline, s'attache même aux lèvres, aux gencives, à la langue par des baisers lascifs, à la suite de la salive corrompue par le syphilis.

Si les uns et les autres avaient l'attention de bien se laver après le coït, soit avec de l'urine ou de l'eau, ils éviteraient très-souvent des maladies dangereuses, et bien douloureuses, même méprisables pour les uns et pour les autres, et la postérité s'en trouverait plus saine et plus robuste ; mais les femmes en général, surtout dans le nord, craignent l'eau froide comme les chats qui ont été échaudés.

Alors la matière syphilitique âcre et corrosive qui sort des chancres s'attache aux parties naturelles, les corrodent, les brûlent et escorient la peau interne, fine et délicate des parties de la génération, même extérieurement, chez les femmes qui ont les nymphes trop grosses et qui bouchent hermétiquement l'entrée de la vulve, s'opposent à ce que la semence virulente ne puisse s'écouler après le coït qu'avec peine, et par là leur fait des ravages inouïs.

J'ai toujours observé que les chancres chez les hommes, situés dans l'interieur du canal de l'urètre sont plus difficiles à guérir, même plus dangereux que ceux qui attaquent le gland et le prépuce.

Il en est de même chez les femmes, ceux qui leur attaquent le vagin et le col de la matrice, sont plus dangereux et plus difficiles à guérir que ceux qui affligent les grandes et petites lèvres, le clitoris, l'entrée de la vulve et les carroncules myrtiformesr

Il y a des chancres d'un si mauvais caractère et qui se touchent par leur multiplication qui rongent dans peu le gland et le prépuce.

Chez les femmes ils dévorent les grandes et petites lèvres, etc. et par l'inflammation les parties se tuméfient, ce qui est très-souvent la cause du phimosis et du paraphimosis, même du cancer du gland et de sa mortification, même des grandes et petites lèvres à qui l'on est forcé de les amputer quelquefois.

On voit journellement des femmes affligées de gonorrhées virulentes qui ont communication dans la même journée avec plusieurs hommes sains, faire présent aux une d'une bonne chaude-pisse, à un autre d'un poulain, et à un autre des chancres, des poireaux, et souvent le tout ensemble.

Il survient quelquefois des chancres et des excoriations sans virus vénérien, surtout lorsqu'on jouit d'une femme dans le tems de ses règles qui se trouvent âcres, ou qui les ont eu depuis peu, ou bien encore celles qui ont eu des fleurs blanches très-échauffées par l'âcreté de l'humeur lymphatique, et surtout lorsqu'elles ont dégénéré en vert ou jaune.

Alors ces sortes de chancres ne sont pas d'une nature dangereuse, mais bien désagréables; on les guérit avec des infusions d'herbes vulnéraires, même en les bassinant avec du vin rouge sucré et un peu chaud, même avec du jus de citron.

Il y a des personnes, pour couvrir leur honte, qui ne veulent pas avouer que leurs chancres sont vénériens et récemment attrapés dans un commerce impur, ou par une vérole cachée, invétérée et contractée depuis long-tems, ce qui est assez ordinaire aux veuves, même aux hommes engagés par leur état à garder leur chasteté-

J'ai eu occasion de voir des hommes de soixante-dix ans qui avaient eu dans leur jeunesse plusieurs fois des chancres, des poulains, et des chaude-pisses mal traités, qui, d'après leur déclaration, n'ont jamais ressenti aucun des symptômes de la vérole.

Le pronostic des chancres est toujours dangereux et douloureux chez les deux sexes, vu qu'ils donnent le plus souvent la vérole.

Pour parvenir à la cure radicale des chancres vénériens, le plus sûr traitement est d'avoir recours à vingt-cinq ou trente frictions mercurielles par extinction, attendu que les remèdes légers ne feraient que pallier le mal pour quelque tems, et qu'il pourrait reparaître un jour avec plus de violence.

Ensuite on fera prendre pendant un mois une pinte par jour de tisanne des bois sudorifiques les plus frais, vu que les anciens sont sans vertu, ou bien peu, où l'on pourra ajouter par verre une forte cuillerée à bouche de syrop de capillaire.

J'ai guéri très-souvent des chancres cancéreux au nez, à la luette, aux lèvres, aux parties de la génération, en faisant prendre le matin et soir douze grains de camphre; autant de panacée mercurielle et résine de gayac, le tout réduit en poudre la plus fine, et amalgamé avec le beaume blanc du Canada extrait de la sapinette et de la gomme de gommier blanc, et syrop de charpentier, que j'amalgamais avec la farine adragante.

Il faut avoir l'attention de faire bassiner les chancres avec la décoction de racines de guimauve et des fleurs de roses de provins, une forte pincée, avec quelques feuilles de plantin, et les panser avec le digestif composé d'onguent basilicum avec le précipité rouge à petites doses, afin de ronger les excroissances et les bords cailleux.

Quant aux chancres récens, le plus sûr traitement doit se prendre dans les frictions mercurielles au nombre au moins de vingt-cinq sans faire saliver, afin de diviser le virus qui pourrait avoir passé dans le sang, et de le pousser au-dehors, ensuite laisser reposer quelque jours les malades pour reprendre un peu de force, afin de terminer la cure par les syrops, ou tisannes des bois sudorifiques, ensuite pendant un mois à l'infusion des racines prescrites dans le traitement de la gonorrhée virulente.

Il y a des malades qui ne peuvent se résoudre aux frictions mercurielles et qui regardent leurs chancres, leurs poulains et la chaude-pisse comme un mal léger.

Alors il faut avoir recours à la saignée suivant leurs forces et degrés d'inflammation, ensuite fomenter les parties affectées avec la décoction de nénuphar, de guimauve, de graines de lin, fleurs de mélilot, même avec du lait, et quelquefois des topiques de mie de pain, jaunes d'œufs et fleurs de safran, avec attention de bien déterger les ulcères et ramollir les bords cailleux, afin qu'ils deviennent rouges de couleur de roses, pour en faire une bonne cicatrice, on peut encore les panser avec l'onguent basilicum, où l'on ajoutera demi-once de pierre calaminaire en poudre, du soufre et du mercure, de chacun un gros, thérébentine, une once, autant de saint-doux pour faire le mélange, et les panser matin et soir avec de la charpie rapée couverte d'onguent, et quelquefois toucher leur bords avec la pierre infernale.

Des Phimosis et des Paraphimosis.

Les phimosis chez les hommes attaquent le prépuce, l'empêchent de couvrir et de découvrir le gland.
Ces accidens arrivent lorsque les fibres de la peau du
prépuce s'enflamment, ou qu'ils ont été endommagés
par des ulcères chancreux devenus cailleux ou squirrheux par l'engorgement de la lymphe viciée qui s'y
est épaissie et endurcie dans la substance des glandes
cutanées, malgré les meilleurs traitemens puisés dans
le règne des végétaux et celui des mercuriaux.

La femme est aussi sujette à un resserrement fâcheux de la vulve et du vagin, qu'on peut nommer
aussi phimosis, survenus aussi par des chancres cailleux et mal traités. J'observe que les maladies du
phimosis et des paraphimosis dans les deux sexes, ne
sont jamais dangereuses, vu qu'on peut les supporter
sans peine, mais ils sont nuisibles à la génération.

Des Paraphimosis.

Les paraphimosis sont l'étranglement du gland
occasionné par le phimosis et par les chancres qui en-
gorgent le gland, l'étranglent et tuméfient la verge
par l'interception de la circulation du sang au point
que les douleurs sont violentes, et que quelquefois
la gangrène s'en empare.

La cure la plus assurée de ces deux maladies doit
se prendre premièrement dans les décoctions des
plantes mucilagineuses et émolientes composées de
branc-ursine, de guimauve, oignons de lys, fleurs

de mauve, graines de lin, même dans du lait, y faire tremper la verge cinq à six fois le jour, et le restant de la journée on y appliquera un cataplasme de la même décoction avec la mie de pain.

On aura l'attention d'injecter de la même décoction afin de ramollir et d'étendre ses parties, et s'il y a beaucoup d'inflammation, il faut faire saigner les malades suivant leur force.

Étant parvenu à relâcher un peu ces parties, alors il faut prendre avec les doigts de la main gauche le prépuce qui ordinairement se trouve replissé derrière la couronne du gland, on le tirera doucement en avant et on refoulera doucement le gland en arrière, on cherchera à étendre peu à peu ses plis et replis ; on est très-souvent forcé dans les phimosis de dilater un peu l'ouverture que laisse le prépuce avec la pointe d'un bistouri au bout duquel on ajoute un petit bouton de bougie ; je me suis vu forcé plusieurs fois dans les paraphimosis, de faire des incisions sur les deux côtés du gland où la peau est repliée, afin qu'elle puisse s'étendre et recouvrir le gland ; on pansera les plaies avec le beaume d'Arcéus, et ou fera bien attention que les cicatrices ne rétrécissent point le prépuce, afin de ne point empêcher la liberté de ses mouvemens. Aux femmes on doit éviter les opérations, vu qu'on serait forcé de couper les tuniques du vagin qui sont ridées, et souvent ces opérations deviennent inutiles.

S'il y a beaucoup d'inflammation la saignée ne sera pas oubliée.

Des Crêtes, des Poireaux, des Condylomes, etc.

Ces maladies attaquent aux deux sèxes les parties de la génération, même l'anus toujours par un commerce déplacé ; on se voit le plus souvent forcé de les couper et de les brûler le plus près de la peau , c'est-à dire les crètes et les poireaux , de passer les malades aux frictions mercuriellles, et de les toucher avec des corrosifs et surtout avec la pierre infernale , et faire en sorte de bien faire suppurer les plaies et d'en faire une bonne cicairice.

Si les excroissances saignent en les touchant avec les doigts et qu'elles soient douloureuses, avec élancements, alors on mettra au plus court délai les malades à l'usage des adoucissans et des calmans, tels que les bains , fumigations émollientes, cataplasmes de fécules de pomme-de-terre , carrotes , pulpe de casse, du potiron, giromons, pommes et poires cuites, et tisanes rafraîchissantes.

Des maladies des Testicules.

Les testicules se tuméfient très-souvent à la suite d'une gonorrhée tombée dans les bourses , souvent pour avoir fait imprudemment des injections astringentes, même dessécher des chancres, l'exercice du cheval un peu trop long, la masturbation, le coït, le froid, l'usage des liqueurs fortes y donnent souvent lieu ; maladie qui peut devenir des plus graves si on la néglige dans le commencement ; elle peut

même dégénérer en cancer, en squirre et en abscès.
On voit rarement les deux testicules s'engorger à la
fois; mais on voit souvent par métastase l'humeur
syphilitique se transporter de l'une à l'autre, surtout
si l'écoulement est peu abondant.

Les auteurs ne sont pas d'accord sur les causes de
cette maladie; mon avis est, l'ayant souvent ob-
servée, la répercussion en tout ou en partie de la
suppression des gonorrhées, des chancres, des dartres et des écrouelles, etc. etc.

Les symptômes s'annoncent toujours par une douleur légère dans l'aine, et la testicule, vu que le
cordon spermatique se gonfle, même l'épididime,
par la suppression des trois quarts de l'écoulement
de la matière.

Alors il survient des tiraillemens dans le cordon
spermatique et des douleurs qui se propagent dans
la substance des testicules, et deviennent de jour en
jour beaucoup plus gros que dans leur état naturel;
l'inflammation augmente, la fièvre s'allume, les
coliques ou douleurs se répètent par l'engorgement
dans le ventre du cordon spermatique.

Il faut d'abord saigner suivant les forces, observer
un régime humectant, garder le repos, porter un
suspensoir, appliquer un cataplasme, des bains
émolliens, des fumigations anodines, des lavemens,
boire de l'eau de poulet ou de rouelle de veau, avec
quelques feuilles de laitue, oseille, pissanlit et chicorée sauvage, et lorsqu'on s'appercevra d'un peu

de diminution, alors on pourra ajouter dans les cataplasmes et les fumigations une cuillerée de vinaigre ou quelques gouttes d'extrait de saturne.

Les cataplasmes, en premier, seront composés de mie de pain avec du lait ou d'une décoction de racine de guimauve, jaune d'œuf et safran, appliqués légèrement chauds et renouvelés trois fois le jour, et bien en couvrir les trois quarts de la verge et le périné, les bains de trippe ou tremper dans du lait; étant bien ramolis, alors on appliquera les topiques de farine résolutive cuite avec l'oxicrat, même on pourra essayer la terre des couteliers.

Les accidens se modérant, alors on aidera à résoudre par les fumigations mercurielles et sulfuriques qu'on projetera sur des charbons ardens, et bien diriger la vapeur sur le lieu affecté, en outre les onctions de pommade mercurielle le long du canal de l'urètre, même sur la testicule et le périné ne seront pas négligées, ainsi que l'application des compresses imbibées de la liqueur calmante, même en injections, composée d'opium choisi, une once, coupé par petits morceaux, qu'on fera fondre dans de l'eau de rivière distillée, à la dose de huit onces, qu'on laissera infuser pendant quatre jours, on filtrera la liqueur qu'on mélangera avec de l'esprit-de-vin à 36 degrés, et qu'on conservera dans des petites bouteilles par préférence à des grandes.

On pourra se servir encore de la solution calmante composée d'eau de chaux vive, 16 onces, sel ammoniac quatre gros, infuser le tout pendant 24 heures au bain-marie ou sur des cendres chaudes dans une bouteille bien bouchée avec attention de la secouer de tems en tems, où l'on ajoutera un demi-gros de safran oriental, ensuite on la filtrera par un papier gris, alors on la versera dans une terrine pour la camphrer, avec quatre gros de camphre coupé en huit portions égales qu'on allumera, et on les mettra doucement sur l'eau de chaux jusqu'à leur consommation, alors la solution sera parfaite ; on pourra l'employer sur les engorgemens douloureux, sur les ulcères enflammés, aux gonorrhées violentes en injections, en laver les chancres, en injecter les ulcères de la matrice et en laver les cancers, et conserver la liqueur de la même manière que la précédente.

Cette liqueur m'a toujours réussi dans les ulcères vénériens, de même sur les chancres, sur le cancer, les fleurs blanches de mauvaise nature, jaunes ou vertes, aux ulcères scrophuleux et scorbutiques.

Si les personnes délicates les trouvent trop fortes on pourra les corriger avec de l'eau distillée de plantin ou de rose, même celle d'arquebuse.

On aura l'attention de laver ou injecter au moins quatre et six fois par jour, surtout au maladies de la matrice et de la verge.

Des accès au Périné.

Il survient très-souvent aux deux sexes des abcès

au périné à la suite des gonorrhées malignes et inflammatoires, qui altèrent les prostates et celles de Cowper, les vésicules séminaires , l'urètre, et le tissu
spongieux et cellulaire des parties voisines jusqu'à
l'anus, qui rendent quelquefois du pus, et le plus
souvent de la sérosité sanguinolente.

On peut reconnaître que les accès se forment, par
le redoublement des douleurs et de la fièvre, et de
même lorsqu'il est formé, par le relâchement des
symptômes et par la fluctuation du pus que le kiste
contient.

Si la fluctuation se fait ressentir près du fondement
et qu'elle soit profonde, alors c'est un signe non-équi-
voque qu'il siége dans le tissu voisin ; au contraire si
les dépôts sont près du périné, alors ils sont faciles à
connaître par la douleur sourde et par la sonde.

Les fistules et les ulcères externes au périné se guérissent à la longue, et les internes bien difficile-
ment. On doit toujours chercher, s'il est possible, à
empêcher la suppuration du périné, afin d'éviter les
opérations, cruelles et presque toujours infructueuses.

Curation.

Lorsque les malades commencent à ressentir des
douleurs dans cet endroit, il faut de suite le faire saigner plusieurs fois pour relâcher ses parties et faire
prendre des demi-bains, tenir le malade aux bouillons
de rouelle de veau, avec la laitue, poirée, oseille,
et aux tisannes rafraîchissantes , aux bains et cata-

plasmes de mie de pain ou de farine de graines de lin avec le safran oriental, le tout amalgamé avec du lait ou décoction de racines de guimauve.

On fera faire usage pendant huit jours du petit lait à la dose de trois verres à prendre dans la matinée, où l'on ajoutera une cuillerée à bouche de syrop de diocode.

Si l'abcès est formé lorsqu'on vous réclame, il faut au plus court délai l'ouvrir, afin que la matière ne cave point dans les environs, avec l'attention de ne point ouvrir l'urètre ; on remplira la plaie de charpie sèche pendant trois ou quatre jours, ensuite on la pansera avec du digestif ordinaire où l'on mélangera de l'huile de mille pertuis et de la teinture de myrre, même avec l'onguent æygptiac, surtout si l'ulcère était noirâtre, les injections détersives faites avec l'orge et le miel ne seront pas négligées, au moins dans chaque pansement, afin de déterger le fond de l'ulcère, même ne pas oublier la solution calmante, ensuite on se servira s'il le faut de la décoction des vulnéraires, tels que la mille-fleur, la bugle, la sanicle, aigremoine et mille-pertuis ; alors on pansera l'ulcère avec le baume d'Arcéus, ou baume vert.

Il arrive souvent malgré les traitemens les mieux indiqués à ces sortes d'ulcères, pour leur avoir laissé faire trop de progrès, qu'on ne peut parvenir à les guérir.

Il faut alors tenir le malade à une cure palliative, et ne prendre que des alimens doux et frais, et des bouillons et apozèmes d'herbes rafraîchissantes, et beaucoup de lait au goût du malade, éviter les liqueurs, peu de vin, jamais l'exercice du cheval ni de Vénus. Si l'on a besoin de se purger on prendra deux onces de manne, une once de pulpe de casse, et un gros de sel végétal dans deux verres de petit-lait.

J'en ai guéri plusieurs, même gangréneux, en faisant faire usage long-tems des beaumes blancs du Canada extraits de la sapinette, et de celui du Pérou bien naturel, de même avec l'huile de bois cochon, que les sangliers connaissent, et dont ils écorchent l'écorce avec leurs dents, pour y frotter les blessures qu'ils se font dans leurs combats.

Les doses consistent de huit à douze gouttes qu'on fera prendre en bols, que je mélanges par égale portion avec le syrop de gommier blanc et de la poudre adragante, que je faisais prendre matin et soir, une heure avant et après les repas, et je faisais prendre par-dessus une tasse d'infusion de bourgeons du calbassier, dont le fruit forme le fameux syrop vulnéraire pour les maladies de la poitrine.

Remèdes que j'ai employé avec succès dans les ulcères chancreux, scrophuleux, cancéreux, scorbutiques, soit pris intérieurement, même extérieurement en injections, mélangés avec le syrop de charpentier et un jaune d'œuf frais ; rien au monde de plus salutaire aux ulcères de là matrice, crachement de sang et pertes habituelles, soit rouges ou blanches.

De la courbature de la verge dans l'érection involontaire.

Ce mal vient ordinairement à la suite des ganglions ou de nodus syphilitiques provenant de l'épaississement de la lymphe corrompue en stagnation dans la substance des glandes cutanées du prépuce et du frein; ces ganglions se forment aussi aux parois internes de l'urètre, aux corps caverneux et aux ligamens suspenseurs de la verge, alors il arrive dans l'érection involontaire de la verge qu'elle se voit forcée de se courber du côté le plus affecté, vu que les ganglions du frein l'empêchent de s'allonger librement; si ces ganglions se forment aux ligamens suspenseurs, alors la verge se repliera vers le haut, et si c'est dans le canal de l'urètre, elle se recourbera vers le bas, et si les ganglions se trouvent dans l'un des corps caverneux, alors la verge se repliera à droite ou à gauche.

Quand aux remèdes, on se servira de ceux qui sont prescrits dans le traitement des maladies des testicules.

De l'Impuissance.

L'impuissance de la première classe peut provenir du resserrement ou crispation des conduits excrétoires qui font la communication des vésicules séminaires avec les canaux déférens, et la fosse naviculaire, endroit où se font ressentir les délices de Vénus, de concert avec les prostates et l'urètre, ce qui s'oppose à l'éjaculation qui n'est plus qu'imparfaite.

Dans la seconde espèce d'impuissance, la semence coule sans aucun sentiment de plaisir, même coule dès que l'érection commence, et même sans érection.

Cette impuissance vient de la dilatation et faiblesse des corps caverneux, ce qui fait que la semence coule involontairement de ses réservoirs, maladie qui arrive à la suite des gonorrhées opiniâtres, longues et mal guéries.

Dans la troisième espèce d'impuissance des parties de la génération qui sont sans action à la suite de plusieurs attaques vénériennes, même tout autre cause dans les vésicules séminaires, ce qui arrive lorsque ces parties deviennent dures, calleuses, et fongueuses, même peut venir par le relâchement des muscles érecteurs et accélérateurs qui produisent l'érection, de concert avec les esprits animaux, et qui ne peuvent se contracter avec assez de force pour produire l'effet auquel ils sont destinés.

Ces trois causes d'impuissance sont les suites non équivoques des maux vénériens anciens, peuvent aussi arriver par la répercussion des vices dartreux, galleux, scrophuleux, cancéreux et surtout goutteux.

Traitement de la première espèce d'impuissance.

Le traitement de la première espèce d'impuissance est presque toujours infructueux par la difficulté de r'ouvrir les conduits excrétoires que le resserrement a tout-à-fait bouchés. On commencera par faire saigner s'il y a de l'inflammation, ensuite beaucoup de demi-bains, des cataplasmes et des injections répétées, le tout avec les plantes émollientes; les douches de Barèges ne doivent pas être oubliées, et prises en grand nombre.

Dans le traitement de la seconde espèce d'impuissance, on emploira les remèdes propres à resserrer et fortifier les conduits excrétoires trop dilatés, puisés dans les fortifians et les astringens.

Et dans le traitement de la troisième espèce d'impuissance, il est presque toujours infructueux, surtout lorsqu'il résiste aux mercuriaux; on aura l'attention d'essayer les remèdes émolliens et les résolutifs en bains, cataplasmes, fumigations, les douches, régime humectant et des lavemens adoucissans, éviter les liqueurs, les grandes veilles, la colère, les passions de l'ame, et observer le repos.

De l'affaissement du nez par la vérole.

Cette maladie est toujours produite par un vice vénérien ou chancreux, qui détruit et corrompt d'une manière irréparable la substance du vomer, les cartilages, la membrane pituitaire, souvent le tout ou en partie de l'os éthémoïde; il faut y faire les mêmes remèdes internes et externes qu'aux bubons, et faire exfolier les os cariés, afin d'en faire une bonne cicatrice, toujours bien désagréable.

Des maladies des yeux à la suite de la syphilis.

Si l'humeur vérolique répercutée se porte par métastase sur les bords cartilagineux des paupières, et se mêle aux humeurs sébacées que ces glandes répandent, qui produisent la chassie, et se mêlent à l'humeur grasse qui coule en petite quantité de la carroncule lacrymale, se mêlent encore avec l'humeur pituiteuse et lymphatique exprimée de la conjonctive et de la cornée, qui servent à humecter et à rendre le globe de l'œil toujours glissant, affectent même l'humeur vitrée, la crystaline et l'aqueuse.

Si ces humeurs viennent à s'épaissir par le mélange du virus vérolique, ou tout autre acide, et qu'ils croupissent dans leurs propres couloirs, alors elles les gonfleront et produiront des tubercules durs, ronds, ovales, attachés aux bords des paupières, même il peut s'y former des ulcères, des pustules et des callosités; il en arrive de même aux glandes lacrymales, à la prunelle et à la conjonctive, s'épaississent par le mélange des humeurs qu'elles filtrent, en se mêlant de nouveau avec l'humeur syphilitique et forment alors des ophtalmies des plus opiniâtres, même souvent des tayes et des pustules qui peuvent dégénérer en ulcères malins, même en staphilômes et en fistules lacrymales, et souvent carient les os onguis.

Les symptômes de cette maladie sont toujours effrayans, et la cure doit se prendre dans les dépuratifs du règne végétal, soit en bouillons et apozèmes, tisanes sudorifiques, les mercuriaux, les injections et opérations.

Des tremblemens et de la paralisie provenant de la vérole.

La paralysie et le tremblement des membres proviennent en général du vice vénérien, ou cancéreux, scrophuleux, dartreux, galleux et surtout goutteux, qui s'épaississent dans la substance des ganglions des nerfs, s'opposent à la libre circulation des esprits animaux dans les parties affaiblies ou paralysées.

Les symptômes en sont affligeans par les souffrances et par la crainte d'être estropié pour la vie, ce qui arrive journellement.

La curation consiste dans l'usage des remèdes toniques pour fortifier, dans les fondans internes et externes pour amolir et fondre l'humeur épaissie dans la substance des ganglions des nerfs, attémuer le sang, et rendre la circulation plus facile et les mouvemens plus égaux.

On mettra les malades à l'usage des bouillons de fumeterre, de cresson, squine, deux onces, et une vipère fraîche, le tout cuit au bain-marie, et les continuer au moins un mois à la dose d'un litre dans la matinée, ensuite on passera à l'usage du petit-lait chalibé, les eaux minérales acidulées qu'on pourra joindre avec les apéritifs et les incisifs extraits de l'antimoine, des ferrugineux et des mercuriaux.

Si cette pratique ne détruit pas le mal, ce qui est bien difficile, du moins il le diminuera : alors on passera aux sudorifiques et aux frictions mercurielles,

et en dernier aux bains et douches de Barêges, ainsi
qu'aux boues de Barboutan, qui opèrent des miracles
pour ces sortes de maladies, j'en ai été témoin sur un
officier de la maison du roi, perclu de tous ses membres par la vérole.

Des ulcères à la matrice vénériens ou non.

Il s'insinue très-souvent dans l'intérieur de la matrice de la matière syphilitique dans l'action de l'éjaculation de la semence corrompue, et qu'elle ressent plus
grièvement les effets du virus dans sa face interne qui
s'excorie, surtout si la semence, le sang des règles, et les
fleurs blanches se trouvent altérées d'un vice vénérien
ancien, même scrophuleux, cancéreux, dartreux ou
galleux ; ces ulcères se reconnaissent avec peine dans
le commencement, vu qu'ils ne fournissent qu'un
pus équivoque, mais ils font peu à peu des progrès qui
deviennent toujours dangereux.

Quand on est bien assuré de cette maladie, on doit
aussitôt mettre le malade à l'usage des boissons adoucissantes, faire observer un régime humectant, et aux
remèdes syphilitiques lorsqu'on est bien assuré du
vice vénérien. Il y survient quelquefois des ulcères
qui ne sont pas vénériens, occasionnés par les fleurs
blanches devenues âcres, corrosives, vertes, jaunes et
brûlantes, même par des tumeurs, des tubercules, des
mélicéries qui se sont excoriés et formés à la longue
dans la substance de la matrice, soit intérieurement
ou extérieurement, qui souvent dégénèrent en abcès,

4

en squirre, et même en cancer, ce qui donne lieu à un écoulement subit d'une quantité de pus par le vagin.

Dans les ulcères vénériens la matiére sera louable et les bords de l'ulcère conserveront leur mollesse naturelle, sans douleur, ou bien peu, le pus qui en coule est blanc uniforme, épais, et sans odeur, ou bien peu.

Et dans les ulcères carcinomateux et cancéreux, les douleurs et les élancemens sont cruels, le pus qui en coule est séreux et sanieux, d'une odeur insupportable, et sort en petite quantité.

Les premiers se guérissent rarement et les seconds jamais, ou c'est un hasard ; il faut cependant toujours donner de l'espoir aux malades , et ne point négliger les remèdes qui peuvent les soulager.

On les mettra au plutôt aux tisanes de guimauve qu'on mêlera avec de la consoude pour boire à sa soif, elle fera usage des bouillons composés des rouelles de veau ou d'un petit poulet, des écrevisses, de la fumeterre, aigremoine, scolopendre, pimprenelle et cresson, une petite quantité de chaque espèce, qu'elle boira dans la matinée, toujours un peu tiède, à raison au moins de quatre tasses par jour.

Ensuite on la mettra à l'usage, matin et soir, d'une pilule composée de six gouttes de baume blanc de Canada mêlé avec six gouttes de baume blanc du Pérou, vu que le noir ne vaut rien, encore mieux celui de bois-cochon, surnommé huile par sa ressemblance à celle d'olive, doué d'une grande amertume, qu'on amalgalme avec de la gomme de moubain ou arabique, et de la farine de gomme adragante, et les continuer long-tems ; huiles précieuses que j'ai employées très-souvent avec succès sur des ulcères chancreux à la gorge ; aux lèvres, au nez, aux mammelles, en les touchant avec un pinceau de charpie trois et quatre fois par jour, même en en couvrant les plaies étendues sur de la charpie imbibée, et cela pendant l'usage des pilules, même sur les chancres à la verge.

Les sangliers ou cochons marrons ont l'instinct de connaître l'arbre, aussi gros et aussi élevé que le plus beau chêne d'Europe, dont ils écorchent l'écorce avec leurs dents, afin d'y frotter les plaies qu'ils se font dans leurs combats ; arbres communs dans les mornes, chez les caféyers, et rares chez les sucriers.

Les eaux de Plombières, de Spa, de Barèges, sont quelquefois bien avantageuses, soit en boissons, en bains, en injections et douches, surtout en s'y rendant au commencement de la maladie.

Si le sang est trop épais on mettra la malade à l'usage de la tisane de racines d'esquine et de salsepareille, à la quantité de trois verres par jour, surtout s'il n'y a point d'inflammation.

Le lait de chèvre, d'ânesse, et de vache, pris trois fois par jour, à la dose de trois verres, peut faire beaucoup de bien, surtout en les coupant avec l'infusion de racines de consoude.

Le régime le plus doux doit être pris par préférence dans les végétaux, dans les viandes blanches et poissons de rivière, éviter les ragoûts, pâtisseries, salades, fromages fermentés, et liqueurs, peu de vin.

Les lavemens émoliens ne seront pas négligés.

Pendant l'écoulement des règles, si elles ne sont pas supprimées, on fera usage des injections adoucissantes et calmantes, et si la chaleur et douleurs de la matrice sont trop vives, alors on fera faire usage des émulsions des semences froides, avec attention d'en ôter la peau avec de l'eau bouillante, où l'on ajoutera par verre une cuillerée à café de syrop de diacode.

Les injections seront souvent répétées, composées de marrube blanc, aigremoine, chevre-feuille, iris, aristoloche, lentilles, et fèves avec leur peau, où ajoutera de l'eau vulnéraire, même y délayer de l'onguent ægyptiac et des jaunes d'œufs, qu'on mélangera avec les vulnéraires.

Et si l'on s'aperçoit d'une diminution dans les douleurs et dans l'écoulement de la matière et qu'elle soit plus belle, alors on aura espoir de guérison, il s'agira de réitérer le plus souvent les injections qu'on composera de racines de grande consoude, de bistorte, feuilles de plantain, de la prêle, sanicle, mille-feuille, fleurs de roses de provins, où l'on pourra ajouter de l'onguent de céruse ou de pompholix, même le baume de Canada blanc délayé avec un jaune d'œuf, qu'on mélangera avec l'infusion des plantes.

S'il survenait quelques mouvemens hystériques, alors les injections se feront avec l'infusion de la camomille, ou de l'armoise, matricaire avec une tête de pavôt blanc, même on pourra y ajouter une forte cuillerée d'huile d'amandes douces ou de lys, même de syrop de diacode.

Si l'on s'aperçoit que l'ulcère est carcinomateux, ce qu'on peut connaître par les élancemens de la matrice et de la sanie, alors les injections seront prises dans les sucs dépurés de pourpier, de la joubarbe, et du plantin, où l'on ajoutera par injection deux gros de syrop de diacode, ou demi-once d'huile d'œuf.

Si le sommeil manque à la malade la nuit comme le jour par les douleurs, alors on la mettra à l'usage des narcotiques, afin de leur rendre la vie un peu plus supportable, jusqu'à ce que la fièvre, le dégoût et le marasme ayent tout-à-fait épuisé leur force, et que la mort vienne enfin terminer leur carrière.

J'observe que dans le commencement de la maladie on ne doit pas perdre de vue l'extrait de sinoglose et de ciguë, combinés et amalgamés avec les beaumes du Canada blanc, ou de bois cochon, si précieux dans les ulcères chancreux, par préférence, s'il s'en trouve en France.

Du cancer ulcéré.

Le cancer en général attaque plus ou moins toutes les parties du corps, surtout le visage, les mammelles et la matrice, provenant sans équivoque de l'humeur pianique qui altère et corrompt la lymphe, et qui par son âcreté corrosive ronge et dévore, de même que la mère des pians les parties internes et externes qu'ils affectent.

J'ai eu occasion d'en guérir en faisant prendre pendant six semaines les bouillons et apozèmes, les dépuratifs et les anti-scorbutiques, où je faisais entrer de la tortue de mer, des écrevisses et des anolis, qu'on prenait à la dose d'un litre dans la matinée, ensuite à l'usage du syrop et tisanne royale des bois sudorifiques frais, à la dose de trois verres de tisane et de trois cuillerées de syrop par jour, qu'on mélangera avec un verre d'infusion de la seconde peau de gommier blanc, vu que le rouge ne vaut rien dans la médecine, et pour boisson dans la journée, pendant l'usage du syrop, de la même infusion de gommier. Je me suis servi avec le même succès du syrop de calbasse comme vulnéraire, délayé avec la tisane sudorifique, à la dose d'une cuillerée à bouche de syrop, que je faisais prendre le matin, à midi et le soir, une heure avant les repas, et en dernier lieu à l'usage des pilules composées d'huile de bois cochon douze gouttes, et six gouttes de baume blanc du Canada, amalgamés avec la gomme de moubain ou arabique, et de la poudre adragante, que je faisais prendre le matin, à midi et le soir, toujours avant les repas, et je faisais bassiner le cancer avec l'infusion des fleurs et des racines de goubeau, ensuite je le faisais toucher avec les barbes d'une plume trempées dans le mélange de

syrops de charpentier comme adoucissant et syrops sudorifique, et je parvenais à les cicatriser en dépurant
la masse du sang. Et dans les ulcères chancreux de
la matrice j'y faisais injecter les mêmes syrops que je
mélangeais avec l'infusion d'opium, à l'eau distillée
simple, et de l'esprit de vin rectifié, à trente-six degrés.

Et je faisais observer le régime le plus sec et le plus
doux, pris par préférence dans les végétaux frais, tels
que les haricots, pois, carrotes, épinards, giromond,
potiron, comcombres de guinée, cresson, patience,
oseille, etc. Je privais des salades, fromages ferman-
tés, morue, viandes salées, riz, œufs, légumes secs,
vu qu'ils épaississent trop la lymphe, liqueurs, et
vins.

Des maladies scrophuleuses.

Les écrouelles proviennent sans équivoque d'un
vice pianique-vérolique dégénéré, âcre et corrosif,
qui altère la lymphe dans la substance des glandes
parotides, les axillaires, même les inguinales, etc. ;
maladie lymphatique, auteur par sa dégénération de
toutes les affections chroniques, telles que dartres,
galles, cancers, érésipèles, obstructions des viscères,
la petite vérole, les rhumatismes, la paralysie et
surtout la goutte, où les Africains sont très-sujets,
ainsi qu'aux engorgemens glanduleux, en ayant
guéri plusieurs, en leur faisant faire usage des bouillons dépuratifs et anti-scorbutique, composés de tortue
de mer, des écrevisses, anolis, chicorée sauvage,

oseille, cresson, une orange aigre coupée en quatre, dont on prend un litre dans la matinée, pendan^t quarante jours, où je faisais ajouter par verre une cuillerée à bouche de syrop de charpentier ; ensuite je les faisais frire usage des opiates composées d'antimoine diaphorétique.

De la mère des pians , auteur, d'après ma pratique de vingt-cinq années et des réflexions sur les Africains, de la vérole , du cancer de cause interne, des chancres , des scrophules , de la lèpre , des dartres , des exostoses , de la petite vérole , inconnue anciennement, qui ravage et torture l'Afrique , l'Asie , l'Amérique et pas mal l'Europe , avant la vaccine , que grâce lui soit rendue , ainsi qu'à son auteur ; l'épilepsie , commune en Afrique, des vapeurs, des attaque des nerf , du cocobé , des crabes , de l'éléphatiasis.

La mère des pians, nom usité dans l'Amérique, affecte les jeunes comme les vieux dans les deux sexes, et dans les trois couleurs. Les avant coureurs de cette maladie sont affreux par les douleurs inouies que l'on ressent dans la substance des chairs et dans les os, et cela jusqu'au moment que les pians se soient démontrés au dehors , alors les souffrances diminuent un peu, elle attaque par préférence toujours le talon d'un pied, jamais les doux ensemble, et quelquefois un des gros orteils, alors elle respecte les talons, et se démontre par une inflammation légère avec gonflement, avec des petits boutons en quantité, qui s'ulcèrent dans le courant de quarante-huit heures, rendent une humeur abondante, âcre, caustique et corrosive, et dévore en moins de huit jours l'endroit qu'elle affecte, et souvent tout le pied et le calanéon se trouvent décharnés malgré tous les soins qu'on peut y apporter, soit avec les anti-putrides internes ou externes, soit d'Amérique, et ceux qu'on emploie en Europe. On la guérit dans le courant de six à huit mois en la nettoyant trois fois par jour avec des lotions détersives et des topiques d'herbes à bled pilées qu'on arroses de quelques gouttes de tafia, afin de ranimer les chairs baveuses et fonguses, les onguents y sont pernicieux, vu qu'ils bouchent les pores, une fois cicatrisée, alors les pians rouges se déclarent sur toutes l'habitude du corps, et grossissent surtout à la figure, comme fait la petite vérole, les pustules sont sans nombre, même de la grosseur des noisettes et quelquefois comme des noix, suintant une humeur roussâtre et fétide des plus désagréable ; malheur aux Européens qui en sont affectés, il se communique par attouchement, même par les mouches qui l'inoculent en suçant l'humeur pianique et se reposant de suite sur la plus petite égratignure, soit aux mains ou au visage, en ayant guéri deux, un de Beauvais et l'autre de La Rochelle, qu'ils avaient attrapées dans le coït, où les négresses en avaient les parties de la génération infectées, qu'elles ont bien attention de cacher, et en avaient peu et petits à la figure.

J'observe qu'avant de chercher à les guérir il faut attendre au moins dix-huit mois, vu qu'ils se dessèchent d'eux mêmes de six mois en six mois, sans rien y faire que boire de la petite tisane sudorifique, et c'est à la troisième volée, qui va aux dix-huit mois, qu'on les traite ; usage reçu dans le pays, et qu'il serait bien difficile de détruire ; même la mère des pians revient toujours avec les enfans, mais avec moins de malignité, alors on les renferme sous clef, les hommes séparés des femmes, et on les traite avec la tisannes et syrops sudorifiques des plus frais ; alors on est assuré de leur guérison radicale, de concert avec l'opiat d'antimoine, décrite page 64.

Et quelquefois dans certaines complications, je me servais des anolys à la place de l'opiat ; j'en ai guéri aussi avec les frictions mercurielles, surtout les pians rouges, traitemens qui doivent durer pour bien guérir de trois à quatre mois, en faisant observer le régime le plus sec ; les priver des crudités, des salesons, viandes et poissons salés, du tafia et de la femme qu'ils aiment éperdument, leur donner à discrétion des bananes, des ignames, des patates, du riz, du giraumond, des pois-verds, du goubeau pour du calalou, du sel et quelques côtelettes de mouton ou cuisses de volaille bouillies ou rôties.

J'avais l'attention de les purger de quinze jours en quinze jours avec la gomme hydragogue de la lianne purgative qu'on trouve dans les forêts, à la dose de 24 à 36 grains, suivant l'âge et le tempérament.

Cette maladie est indigène en Afrique et sur les naturels du pays, par héritage, rarement sur les Européens que par contact.

Tous ces vices ne sont que les résultats multipliés et greffés à l'infini du père au fils, des humeurs pianiques qui ont altéré et corrompu la lymphe de la plus grande quantité des hommes du monde connu, maladie qui s'est inoculée les uns par les autres par le coït, les attouchemens, les mouches et la sueur, propagées dans toute l'Europe par la fréquentation des peuples de voisins en voisins avec les Africains, peuples malpropres dans leurs forêts, sans pudeur et sans aucune espèce de religion, vivant et s'accouplant sans se cacher, comme les bêtes.

Même j'estime, d'après des questions que j'ai fait souvent à des Africains âgés, à demi-raisonnables, qu'il y a eu des négresses anciennement, et peut-être encore aujourd'hui, qui s'accouplent avec l'orang-outang surnommé l'homme des bois, et pour s'en convaincre, je demande qu'on fasse bien attention sur la structure de la crête des os des jambes de la plus grande quantité d'Africains dans les deux sexes, même plus velus qu'à l'ordinaire, on en trouvera vingt sur trente qui seront conformes à celles des singes, même leur figure et leurs gestes, surtout les nagos, les sosos ou les congos, non les hibos, ni les arrades, encore moins les mosembics qui sont très-bien faits, et de braves gens qui travaillent supérieurement et bons catholiques romains, élevé par les Portugais, et ayant la conviction sur mes habitations.

Je puis me tromper sur l'origine de la vérole, mais j'en doute, maladie qui existe sans équivoque depuis la création des hommes, tant sauvages que policés, d'où sortent nos origines, que l'éducation a policé, de même que l'on a fait aux dindes, canards, oies, pigeons et à toutes les bêtes à quatre pieds, depuis des milliers d'années, Dieu en créant l'univers a créé aussi des hommes et de plusieurs genres de maladies et des plantes et des minéraux pour les guérir, ou du moins les pallier.

Maladie inconnue en Europe, s'il faut en croire plusieurs auteurs de quatre siècles, qui ravagea et tortura l'armée de Christophe Colomb, en Amérique, île Saint-Domingue, en 1495, qu'ils attrapèrent avec les Indiennes; aussi on peut dire que l'Amérique, en communiquant cette peste de vérole pianique aux Européens, qu'elle s'est bien vengée en corrompant ses propres conquérans, et c'est un grand malheur pour la ppstérité qui n'y a point participé.

J'estime que la lèpre décrite par le prophête David, n'était autre chose que les pians rouges qui infectaient en général toute l'habitude du corps, de même que font les pians dégénérés en dartres, tant intérieurement qu'extérieurement, en ayant ouvert plusieurs à qui j'ai trouvé des pians dans le corps du foie, sur les poumons, l'estomac, et dans les muscles, inter-costos internes, ainsi que dans les grands, moyens, et petits obliques du bas-ventre, et je dis que les symptômes de la mère des pians et de sa famille, le cocobé, l'éléphantiasis et la vérole sont les mêmes, cependent dans la vérole on ne voit pas sur toute l'habitude du corps une croûte de quatre lignes d'épaisseur, comme dans les pians, la lèpre et le cocobé, et des dartres par placards de la largeur des assiètes et d'un caractère affreux, des pustules et des boutons de la grosseur des noisettes et des noix dans le tissu de la peau, et surtout aux front et aux joues; *estiment* que la lèpre, l'éléphantiasis, le cocobé, les crabes, le cancer, les écrouelles, les dartres, la galle, la petite vérole et la grande ne sont que les résultats de la mère des pians, dont les vices se sont propagés et dénaturés dans les quatre parties du monde, par le climat froid.

Pourquoi les pians et leur mère n'étaient-ils pas connus du tems de la lèpre, propagée par les Arabes, qu'on a confondu avec les pians rouges, ce que les les voyages d'outre-mer nous étaient alors inconnus, et que les peuples d'Asie, d'Afrique, d'Amérique, avec ceux d'Europe ne se fréquentent point ou bien peu, par le défaut du commerce maritime, que nous nous sommes imposés depuis plusieurs siècles par des besoins dont nos ayeux se passaient; aussi avons-nous la vérole, la lèpre, les pians que nous méritons; que le luxe, la gourmandise du sucre, du café, du chocolat, des épiceries, et la soif inaltérable de l'or et de l'argent du Mexique et du Pérou nous ont procurés, que Dieu les bénisse, ainsi que Christophe, qui nous a fait de si beaux présens, et si David n'a pas été frappé de cette maladie dont il a si bien décrit les symptômes, Dieu le protégea, et permit à Satan le barbare d'en frapper le saint homme Job.

Du Cocobé , ou pians lépreux dégénérés.

Le cocobé, les pians et la lèpre sont des maladies qui proviennent d'un vice de la lymphe, qui attaquent ordinairement les Africains, maladie des plus désa-gréables à l'humanité, et je suis assuré que la lèpre, si connue anciennement en Europe, n'était autre chose que les pians rouges dégénérés et inconnus aux médecins de ce tems, et qui sont l'auteur des vices scrophuleux, cancéreux, dartreux, galleux, même de la petite vérole et de la grande ; maladies origi-naires chez les Africains qni les ont transmises en Europe, et dans les autres parties du monde connu.

Les Européens sont rarement sujets en Amérique au cocobé, à la lèpre et aux pians ; s'ils en sont affli-gés c'est toujours leurs fautes, pour s'être amusés avec des nègresses ou nègres attaqués de ces maladie, qu'ils cachent, en ayant toujours les parties infectées, dont je me suis assuré plusieurs fois chez les deux sexes, maladie qui ne peut jamais se communiquer par l'air, que par attouchement ou par héritage et les mouches qui l'inoculent, en ayant sucé, en se reposant sur la plus petite égratignure, et c'est bien rare dans un atelier quelconque s'il ne s'en trouve point quelques-uns attaqués de ces maladies, qu'on éloigne dans un coin de l'habitation pour les dérober à leurs camarades, qui malgré toutes les défenses vont les visiter en cachette , et même s'accouplent , en ayant vu devenir enceintes.

Les symptômes de cette maladie s'annoncent par des douleurs dans les os , et dans les chairs les plus aigües avec gonflement aux articulations et des exostoses au front, aux tibias , etc. , et des pustules rougeâtres , très-épaisses , qui deviennent jaunâtres , écailleuses , qui se répandant souvent avec des gersures et des petits boutons ulcérés , sur toute l'habitude du corps , attaquent avec violence le visage , le front, les oreilles , les reins , les mains et les pieds avec les orteils ou les doigts qu'ils détachent phalange par phalange , la peau du visage , les lèvres , le nez et les oreilles se défigurent par l'épaississement de la peau qui devient insensible , et forment à la longue des ulcère- et des sinus profonds aux reins, aux cuisses, aux pieds et aux mains , dans les intertisses des tendons et des ligamens , qu'il est impossible de guérir.

Lorsque ces maladies se trouvent compliquées chez le même sujet, elles sont très-difficiles à guérir; cependant j'en ai guéri plusieurs avec les traitemens ci-après, et débuté par des bains matin et soir , des feuilles de trompeta et de trois rivières , au nombre de 5o à 6o bains, ensuite pendant quarante jours aux bouillons de tortues de mer , des écrevisses et des anolys, avec du cresson , cerfeuil , oseille , une orange aigre , patience , squine fraîche ; ensuite à l'usage des tisanes royales et des syrops sudorifiques des bois les plus frais que je préparais et que je faisais cueillir dans les forêts.

Ensuite à l'usage de l'opiat composé de douze grains, matin et soir, d'un anoly cru saupoudré de sucre, ou pris dans une cuillerée de calalou, à qui je faisais couper la tête, la queue, les pates et le ventre, animal encore plus sudorifique que la vipère, qui ne se nourrit que de mouches, de fourmis, et des araignées ; remède souverain, mais un peu désagréable, qui réussit toujours sur les ulcères chancreux, scrophuleux, scorbutiques, vénériens, sur dartres vives, les ulcères de la matrice, le cancer occulte ou ulcéré, et sur les pians.

On peut les hacher à petits morceaux, comme la viande des saucisses, et les incorporer avec de la gomme de gommier ou adragante, même avec une marmelade de pommes cuites, poires, etc., et les faire avaler sans en donner connaissance aux malades.

On est assuré de guérir les trois quarts des malades regardés incurables dans les hôpitaux de l'empire, affligés des ulcères ci-dessus, pourvu qu'il n'y ait point de carrie dans la substance des os, qu'on peut préalablement faire exfolier, on peut même l'essayer avec les vipères non-passées au feu, qui leur enlève leurs vertus médicinales.

Le Gouvernement y trouvera dans les incurables de tout son empire et pays soumis, un bénéfice de plus de 5o millions par année, dans la nourriture, les remèdes et l'entretien, sans compter des millions de bras qui rentreraient à la charrue, etc.

J'ai essayé quelquefois les mercuriaux, soit en

frictions, ou sous diverses formes, qui ont toujours mal réussi, ayant presque toujours vu, après un laps de tems, les symptômes revenir sous diverses formes différentes, et jamais aux traitemens ci-dessus.

De l'éléphantiasis.

L'éléphantiasis est une maladie connue en Asie et en Afrique, et peu en Europe, jusqu'à ce jour, qui affecte ordinairement la peau par placards par une inflammation érésipélateuse couverte de boutons plus ou moins gros, il y en a de la grosseur des noisettes, suintant un pus sereux, âcre, corrosif et fétide, avec un prurit désagréable dans les endroits affectés, et quelquefois avec fièvre lente, qui se dissipe sans rien faire, maladie lymphatique qui se communique par attouchement, par les mouches et par héritage de père et de mère; même par une nourrice infectée.

J'ai eu occasion de voir, en 1774, tous ces syptômes sur un habitant de Saint-Domingue, natif de Nantes, âgé de trente-six ans, homme bien né et fortuné en France; maladie qui lui affectait le bras droit; il fut forcé d'abandonner sa femme et ses enfans chéris, crainte de leur communiquer la maladie. Après avoir fait tous les remèdes imaginables à Nantes et à Paris, soit dans les dépuratifs, les anti-scorbutiques en bouillons et apozèmes, les tisanes et syrops sudorifiques, même les mercuriaux en frictions et sous diverses préparations, le tout sans le moindre soulagement.

Rendu à Saint-Domingue il acheta un bien à café, six mois après je lui fis faire usage pendant dix-huit mois de tout le traitement employé dans le cocobé lépreux et pianique, et fut guéri radicalement, l'ayant vu pendant dix ans, jouissant de la plus belle santé.

En juillet dernier, j'eus occasion de voir aux Tuileries une négresse d'environ vingt-cinq ans, porter un enfant de trois mois ayant la figure couverte de petits pians rouges ; j'en avertis la mère de l'enfant qui se promenait ensemble, elle me répondit que son médecin lui avait dit que c'était un échauffement, et lui avait ordonné de la tisane rafraîchissante.

Des Crabes.

Les crabes sont toujours les avant-coureurs de la mère des pians, maladie indigène aux Africains, qui se communique aux gens de couleur et aux blancs sujets aux pians, et peuvent se propager de père aux enfans, s'attachent ordinairement par des racines fortes et profondes dans la peau interne des mains, et surtout dans celle des pieds, principalement aux talons et sur les côtés.

Maladie douloureuse et non dangereuse, qui se fait ressentir par des douleurs dans les os, surtout dans les articulations, et privent de marcher qu'avec peine, tant par les douleurs et les ragades semblables à celles qui surviennent au fondement, suintent de la sanie roussâtre, corrosive et fétide.

Se guérissent avec les tisanes et syrops des bois

sudorifiques dans le courant de quarante jours, à prendre trois grands verres de tisane par jour, le matin, à midi et le soir, toujours une heure avant ou après les repas ; le syrop se prend à la dose d'une once trois fois le jour, aux mêmes heures que la tisane, qu'on peut délayer si l'on veut dans un demi-verre de tisane sudorifique ou dans du lait, et pour boisson dans la journée une légère infusion des écorces et racines qui ont servi à faire les syrops.

Les frictions mercurielles sont souvent infructueuses, cependant j'en ai guéri quelques-uns.

On fait bassiner les crabes avec les décoctions de la seconde peau de mapou, ou de figuier maudit, et on les panse avec le suc d'herbe à bled comme détersif, que l'on arrose de quelques gouttes de tafia, pour nettoyer et ronger les chairs baveuses.

Le régime se prend par préférence dans les végétaux ; éviter les salaisons et les liqueurs pendant le traitement.

Du Tétanos.

Le tétanos est une maladie convulsive accidentelle qui afflige principalement les Africains et naturels des Antilles et rarement les Européens ; maladie toujours dangereuse par les convulsions réitérées qu'on éprouve, qui proviennent de quatre causes qu'on ne peut prévoir, premièrement par des cloux rouillés, 2°. par des épines de campêche ou de citronnier ; 3°. par la piqûre de l'araignée à cul rouge, animal des plus venimeux que l'on connaisse à Saint-Domingue, ordinairement de la grosseur d'une enveloppe verte d'un marron, couverte d'un poil roussâtre, foncé et long, avec quatre pattes velues assez fortes; et par un coup d'air, surtout aux enfans nouveaux-nés, qu'on appelle mal de mâchoire.

Les piqûres des cloux ou des épines arrivent ordinairement à la plante des pieds, à la paume des mains, ou des doigts en piquant quelques filets nerveux; j'en ai guéri deux en faisant une incision transversale, sur la piqûre, afin de faire la section des filets nerveux qui pouvaient être piqués et par là irrités, je couvrais aussitôt la plaie d'un emplâtre de six ravets écrasés que j'arrosais d'huile de houolis ou gigéry, qui sert de graisse aux Africains, même agréable à manger, extraite de la graine d'une plante cultivée et très-abondante en huile, qu'on devrait introduire dans les départemens méridionnaux pour l'usage du menu peuple, et surtout pour les quinquets qui seraient mieux éclairés; et deux de ses feuilles vertes infusées deux heures dans six onces d'eau de rivière, qu'il rend aussitôt mucilagineuse et de plus fraîche; rien sur la terre de plus précieux pour les opthalmies les plus opiniâtres; en en faisant dégouter deux et trois gouttes dans les yeux d'heure en heure, et couverts d'une compresse imbibée de l'infusion, où l'on fait dissoudre deux grains de couperose blanche, on est soulagé à quatre applications par jour, et guéri dans moins de trois à quatre jours.

La piqûre ou morsure de l'araignée ne peut occasionner le tétanos convulsif, que par l'inoculation de son venin dans la masse des humeurs, qui est regardé par les naturels du pays comme poison violent, et peut encore provenir de l'irritabilité des filets nerveux piqués qui se propagent jusqu'à la moelle cervicale et le cervelet, origine de nos trente-deux paires de nerfs.

Les personnes qui s'en trouvent affectées, ressentent aussi-tôt une douleur si aigüe que la parole, l'entendement, la vue et le toucher disparaissent ainsi que les mouvemens des bras et des jambes qui se roidissent de concert avec l'épine du dos, comme une barre de fer; on casserait plutôt les jointures des genoux et des bras, que de les faire fléchir d'une ligne.

On n'aperçoit que des mouvemens convulsifs et réitérés de la part de la poitrine, des viscères du bas-ventre et de la part des nerfs optiques, n'entendent, ne voyent ni sentent lorsqu'on les touche, même avec du feu, en ayant fait l'épreuve, d'après leur déclaration de ceux qui ont le bonheur d'en réchapper; ils périssent ordinairement dans les quarante-huit heures; les muscles masters et les crotaphites se contractent à un point qu'on a de la peine à leur faire ouvrir la bouche d'une ligne avec une spatule de fer, pour l'introduction des remèdes et bouillons.

Sur trente au moins que j'ai eu occasion de traiter dans le courant de vingt-cinq ans, je n'ai pu en réchapper que cinq, un de la piqûre des araignées, un des clous rouillés, un autre d'une épine de citronnier, et deux du mal de mâchoire survenu par la suppression de l'insensible transpiration, et tous les autres sont morts en leur faisant les mêmes remèdes, puisés dans les anodins en potions, avec les eaux dtstillées de laitue, de pourpier, de bourrache, de cocoliquot, d'orange, de tilleul, où je faisais entrer dans certains cas des huiles de lys, d'amandes douces, de gigéry, même du syrop de diacode, de charpentier et de gommier blanc, des bains des plantes adoucissantes, même en lavemens, et quelquefois la saignée pour relâcher, surtout dans la répercussion de la transpiration, de concert avec les sudorifiques animés de quelques gouttes d'esprit de vipère, de corne de cerfs ou dans les potions ou dans les juleps.

Les frictions à fortes doses de thériaque et de laudanum liquide n'étaient pas oubliées, et dans le cas de répercussion de la transpiration, j'avais recours aux vésicatoires, même aux synapismes à la plante des pieds, et aux bains composés que de lait et des fleurs de goubeau, le tout sans succès, et sur les piqûres j'appliquais un emplâtre de six ravets écrasés avec du saindoux comme anodin précieux dans le pays, animaux des plus vifs, longs d'un pouce et demi à deux pouces, et gros à proportion, et très-communs, surtout chez les cottoniers, vu qu'ils se nourrissent de la graine de coton; ile ont une odeur des plus désagréables.

En outre les nouveaux-nés de la race noire sont très-sujets au tétanos au cinquième jour de leur naissance, rarement s'ils passent le huitième, et meurent au plus tard le neuf.

Les enfans de couleur, même les blancs y sont sujets, en ayant traité, mais rarement, maladie qui leur serre les angles de la mâchoire inférieure contre la supérieure, qui les empêche de prendre le bout du sein pour teter, et meurent de faim; accidens qui ont lieu dans les mornes comme dans la plaine, encore plus dans les montagnes par l'humidité qui y règne, qui leur supprime l'insensible transpiration, par le feu continuel que les nègres font dans leur chambre, même dans les saisons les plus chaudes, disant qu'il leur sert de compagnie. Les uns attribuent le mal de mâchoire ou tétanos à la fumée, ce qui est faux, ayant fait placer plusieurs enfans aussitôt nés dans des chambres sans feu, et le tems le plus serein, ils y mouraient aussi au cinquième et neuvième jour; d'autres attribuent, et c'est mon opinion, le mal de mâchoire à la section et surtout à la ligature du cordon ombilical, et au sang retenu dans l'artère et veine du même nom, de même que la petite-vérole, estiment plutôt que le tétanos des enfans aussi délicats provient de la section et de la ligature des nerfs ombilicaux par leur irritation qui se propagent jusqu'aux nerfs maxillaires des deux mâchoires, etc.

J'en ai beaucoup accouché dans le courant de vingt cinq ans, et j'avais l'attention, en faisant la section du cordon de laisser couler la valeur d'une cuillerée de sang ni lier le cordon; il en mourrait un quart demoins; ensuite j'appliquais sur le nombril un emplâtre de deux ravets, pilés avec du suif et miel ; il en mourait beaucoub moins, et j'avais l'attention de les évacuer le méconium, le lendemain de leur naissance, avec de la manne et de l'huile d'amandes douces, et pour leur nourriture le lait de leur mère avec de l'eau sucrée et du vin.

J'en ai sauvé qui étaient pris du mal de mâchoire, en leur appliquant un petit emplâtre de vésicatoire aux angles de la mâchoire inférieure, un peu à côté, et par dessus les pansemens j'appliquais un cataplasme de raquette mêlé avec du miel, de mie de pain, et deux ravets ; en outre j'ouvrais la bouche d'une à deux lignes avec une spatule de bois, où je faisais exprimer du lait de la mère avec un petit haillon et de l'eau sucrée, il s'en réchappait beaucoup, tandis que d'autres ne prenaient aucun moyen par la croyance qu'on ne pouvait les sauver. Je puis assurer que cette méthode est bonne, et qu'elle prenait faveur trois ans avant la révolution, et de tout tems sur vingt enfans, il en périssait au moins les deux tiers par le tétanos.

Du mal d'estomac, ou destruction volontaire.

Les nègres nagos et les congos, sont sujets, plus que les hibos, les sossos, les arrades et les mosambic au mal d'estomac et aux obstructions des glandes mésentériques, qui d'ordinaire les font tomber dans l'hydropisie, vu qu'ils s'abandonnent au chagrin

pour avoir quitté leurs forêts et leur famille, s'attachent à manger en cachette de la terre glaise, roussâtre et grasse à pleine bouche, leur langue et leurs
gencives deviennent blanches, enflent du visage, des
pieds et des mains, et insensiblement de tout le corps,
et périssent, ne vivant par un goût dépravé et de mé-
chanceté, que des ragoûts des chenilles, des rats, des
crapauds, des couleuvres et des chiens pourris, se dé-
truisant de joie, croyant à la métemsycose, puisque
dans leurs tombeaux on est dans l'usage de leur
mettre derrière la tête une provision de banane, des
ignames, des patates, de la viande et poissons salés,
avec un couple de bouteilles de tafia, et leurs grandes
cérémonies sont de bien prier, chanter, heurler et
danser sur le tombeau, et de là s'en vont à la case du
défunt sacrifier un cochon sur le toit de la maison en
mémoire du trépassé, et qu'ils ont bien l'attention de
se mettre dans l'estomac avant de se retirer, et de bien
l'arroser de quelques litres de tafia.

Du ver de Guinée.

En général les Africains sont sujets au ver de Guinée qui est menu et long de 30 à 40 aunes, qui naît
ordinairement dans le tissu cellulaire de la peau, surtout aux pieds et aux mains, même j'en ai vu tirer
dans les cuisses et aux coudes.

Les remèdes consistent de savoir l'extraire en le
roulant sur un tuyau de plume ; s'il casse, il se régé-
nère et reste dans sa loge qui se cicatrise, et n'arrive

jamais aucun accident, qui revient quelquefois au bout de trois et quatre ans, dans une tumeur qui le contient de la grosseur d'une noisette ; ils ne prennent absolument aucun remède interne, et je crois qu'ils seraient bien infructueux. Ils y appliquent des topiques, croyant les tuer, de fiente de volaille, même de tabac pillé avec du sel, qu'ils arrosent de quelques gouttes de tafia, le tout sans succès.

Les empiriques ou caparlatas en grande réputation pour les extraire de leurs loges sans les casser, ils jouissent de l'estime générale de leur nation, et ils la perdent s'ils ont la maladresse de les casser, ce qui arrive le plus souvent par sa grande finesse. J'observe que les nègres ni mulâtres naturels du pays, ne sont point sujets au ver de Guinée, ou bien rarement.

Des fièvres qui règnent ordinairement dans l'île de Saint-Domingue sur les nouveaux nègres débarqués, même sur les anciens, et les naturels du pays, et les Européens.

Les négres ne sont guère sujets qu'aux fièvres tierces et quotidiennes ; ne durent au plus que trois à quatre jours, et cèdent aux tisanes rafraîchissantes et aux lavemens, ainsi qu'à un ou deux purgatifs hydragogues, s'ils ne sont pas enrhumés, la fièvre disparaît, et bien rarement si l'on en vient à la saignée ni au quinquina du pays, ni à celui du Pérou, et la nature ou le climat par les sueurs presque toujours constantes, les exempte des fièvres aigües, ou c'est bien rare.

Des fièvres des Européens qui arrivent dans l'île, et de ceux qui y sont établis depuis long-tems , ainsi que sur les gens de couleur dans les deux sexes.

Je dis que les Européens qui arrivent dans l'île de Saint-Domingue, sont sujets peu de tems après leur débarquement à faire une maladie sérieuse qu'on appelle maladie du pays, qui débute par des maux de tête et dégoût, et bientôt par un caractère de putridité et de malignité qui se développe avec violence. Les fièvres double tierce et bilieuses s'allument et qui dégénèrent sous peu en fièvres continues avec redoublemens qui font perdre connaissance ; la tête s'embarrasse par le transport de l'humeur fébrile dans la substance du cerveau et de ses enveloppes, surtout dans les jours impairs , et dans les jours pairs ils sont plus supportables, et les malades reviennent un peu dans leur bon sens, jusqu'à nouvelle crise ; ces symptômes annoncent toujours des fièvres d'un mauvais caractère, et paraissent d'ordinaire au septième et au neuvième jour , surtout chez les personnes robustes ; symptômes qui sont presque toujours mortels, surtout s'ils sont accompagnés des vomissemens billieux et répétés , les blancs des yeux jaunes, et la peau même sèche, rude et brûlante, avec altération , le pouls petit et serré avec des mouvemens convulsifs. Rare-

ment alors si les malades en échappent, et ne périssent à la fin du septième et du neuvième jour. Si
au septième jour il reprend ses sens, que le vomisse-
ment s'arrête , que la langue se décharge d'une
humeur roussâtre, que la peau devienne moite , les
urines plus abondantes, et la respiration plus libre,
alors il y aura espoir que les malades en échapperont,
on doit cependant toujours craindre jusqu'au 9e, 11e,
et 13e accès, surtout si l'ictère ou jaunisse ne se dissipe point, c'est ce qu'on appelle fièvres jaunes en
Amérique du Nord ; qui surviennent toujours dans
l'été par les grandes chaleurs, comme je l'ai observé
pendant quatre ans à Philadelphie et à Baltimore où
il mourut 370 personnes dans le courant de juillet et
août en 1793 , et à Philadelphie 8,137. Sur 10,000
Français réfugiés dans ces deux villes, pas un ne
périt ; et les Anglo-Américains nous reprochent que
c'était les Français qui leur avait apporté la fièvre
jaune , tandis que c'était le rosbif et le trop grand
usage des beurres et des viandes grasses qu'ils prenaient avec trop de profusion , que les grandes chaleurs leur faisaient fermenter et putrifier dans l'estomac. C'est un peuple brave, affable et hospitalier
qui ne savait pas se médicamenter , très-sujet à la
consomption et aux maladies dartreuses ; les enfans
à la mamelle en sont les trois quarts affectés , ainsi
que les adultes, auquel ils ne font aucune attention ,
ni usages de tisanes ou bouillons dépuratifs, si fait
bien des infusions de camomille romaine , des feuilles

d'orangers et de fleurs de tilleuil pour les maux de tête et pour les ventuosités, et prennent quelque physique de manne, de casse, séné et sel végétal, et font grand usage d'élexir de Garrus Sthouton ; point de bouillons gras, ils en font avec la mie de pain qu'on fait bouillir dans l'eau, on la passe, et l'on y ajoute du beurre frais, de la canelle, de la muscade et moitié vin de madère, qu'ils réduisent à moitié, et qu'on fait prendre aux accouchées et indistincte- ment pour toutes les maladies.

Les fièvres quartes sont assez communes à Saint- Domingue chez les Européens des deux sexes, et rares chez les Africains. Les femmes dans les trois couleurs sont moins sujettes aux maladies, et surtout aux fièvres que les hommes, et moins dangereuses sans doute par leur écoulement périodique, et les fleurs blanches auxquelles elles sont assez sujettes ; ensuite plus réservées que les hommes sur toutes les espèces de débauches et de fatigues du corps et de l'esprit, peu de Bacchus et beaucoup de Vénus excitées par les chaleurs douces qui règnent dans ce charmant climat, où je n'ai jamais éprouvé, pendant vingt- cinq années aucune maladie dangereuse ; sans doute que j'en ai l'obligation à ma sagesse, et au moins à quinze saignées que l'on m'a fait par des chûtes de cheveaux, ce qui prouve que j'étais un grand écuyer.

De la curation des fièvres.

Lorsqu'une personne nouvellement débarquée se

trouve attaquée de la fièvre, on est dans l'usage de les saigner suivant leurs forces et le tempérament, surtout s'il y a beaucoup d'inflammation, ensuite à l'usage ces tisanes et bouillons aux herbes et à l'eau de poulet aiguisé de sel de nitre, et de quelques gouttes dans les tisanes d'esprit de nitre dulcifié, ainsi que dans les limonades de tamarins, de citrons et d'ananas, des bains et des lavemens réitérés, et l'on fait observer la diète, jusqu'à ce que l'on purge une ou deux fois suivant les indications de la sabure dans les premières voies et sur la langue, et si l'estomac est trop surchargé, on fait vomir, avant que de purger avec des minoratifs et quelquefois avec des hydragogues, surtout dans les empâtemens du ventre, etc., et quelquefois on a recours au quinquina du Pérou, et moi je me servais ovec le même succès de celui de racines de citronnier, même dans les apozèmes et en substance.

J'ai eu très-souvent la satisfaction dans ces sortes de fièvres de les guérir, et quelquefois je me suis vu forcé d'appliquer les vésicatoires, ce qui réussit assez mal, alors j'avais recours aux synapismes que j'appliquais aux plantes des pieds, composés d'une carpe vivante qu'on éventre dans la minute, et qu'on applique toute chaude, et on ne la relève que dans 48 heures, et qu'on renouvelle une seconde fois si le cas l'exige, et rarement s'il en faut trois applications ; remède des plus simples qui m'a toujours réussi et coupé les fièvres putrides, malignes, tierces et doubles

tierces, même les quartes ; procurent des évacuations
considérables, de la transpiration, des urines et même
des selles des plus abondantes, surtout en en appliquant une troisième sur la région épigastrique, qu'il
faut envelopper d'une serviette et bien les contenir,
qu'ils ne se dérangent pas de la plante des pieds. Même
sur les hydropiques où ils opèrent des miracles par
les évacuations de la lymphe épanchée dans les ca-
vités, et je puis assurer qu'elles enlèvent les douleurs
de la migraine et surtout la céphalalgie, à deux applications de 24 à 48 heures, aussi promptement qu'un
coup de pistolet, en faisant attraction de l'humeur
qui engorge le cerveau, la dure-mère et la pie-mère,
j'ai réussi et mis en pratique trois douzaines de vers
de terre vivants, des plus gros, dans les mêmes maladies et appliqués de même, j'en ai obtenu les mêmes
succès ; il faut avoir l'attention de faire raser la tête.

J'observe que les tanches en Europe, dont on est
privé dans Saint-Domingue, sont encore plus propices que les carpes, qui sont assez communes dans
les rivières, de même que des brochets dont je me
suis servi aussi sur des Africains avec le même succès,
dans le transport et dans le coma occasionné par la
répercussion subite de la petite vérole, des pians et
des dartres, et dans la goutte remontée sur les parties
nobles, et dans l'apoplexie séreuse et sanguine.

Je préviens, s'il y a beaucoup de sabure dans l'estomac, et la langue chargée d'un limon, qu'on fera
vomir avant d'appliquer les synapismes ; on sera assu-

ré de réchapper 90 malades des fièvres putrides, malignes, tierces, etc. sur cent, que l'usage du quinquina le meilleur, employé en apozèmes dégoûtans
et désagréables aux malades, même en substance
délayé dans un verre d'eau ou de vin, qui n'opère
presque jamais rien, ou bien rarement dans ces sortes
de maladies abondantes en putridité, tout meurt
dans les 7e, 8e, 9e, 10e, 11e, et 13e jours, après avoir
pris considérablement des médicamens et torturés par
les sang-sues, et écorchés par les vésicatoires, les
sétons et le moxa, le tout les trois quarts du tems
inutiles.

Remède des plus simples que je propose à Messieurs
les médecins et chirurgiens composant l'Académie de
Paris, et à tous ses confrères de l'Empire Français, et
à S. M. Impériale et Royale pour le salut de son
peuple, protecteur et restaurateur des arts et des
sciences, traitemens faciles et simples qui ne peuvent
jamais nuire à la constitution des malades, suppliant
ses confrères au nom de l'humanité de l'essayer, et
de ne pas attendre que les malades soient tout-à-fait
épuisés par le mal et remèdes ; même de les appliquer
au plus tard au troisième accès des fièvres putrides et
malignes.

Synapismes inventés depuis trente-cinq ans par la
sage pratique de l'auteur ; ainsi que l'usage du quinquina de la peau de racines de citronnier, aussi bou
que celui du Pérou, et l'usage des anolys et de la tortue de mer pour les guérisons de la vérole invétérée ,

des scrophules, des dartres, des ulcères chancreux et scorbutiques, et des punaises pour la guérison des fièvres tierces et doubles tierces, les quotidiennes et les quartes.

L'air de Saint-Domingue devenait de jour en jour de plus sain par le défrichement des marais le long des côtes de la mer et dans l'intérieur des terres; à leur place se trouvent de superbes villes et villages multipliés, et des campagnes riches et magnifiques, en sucre, café, coton, indigo et cacao qui faisaient les délices de la métropole, et même je puis dire la jalousie de tous les rois de l'Europe, n'y ayant que Napoléon-le-Grand qui puisse les arracher des mains impies et de celles des Anglais ; terre promise et fertile en tout, couverte de plantes aromatiques , balsamiques , somnifères et céphaliques , telles que les fleurs du café , semblables à celles du jasmin ; le sucre , le coton , l'indigo , l'oranger, le citronnier, des baumes et de toutes les espèces de plantes qui embellissent les savanes , pour la nourriture des animaux de toutes les classes d'Europe ; même des arbres fruitiers , en grande quantité indigènes , et ceux d'Europe qu'on introduisait depuis quelques années avant la révolution ; tels que chataigniers, dont les fruits sont aussi bons et gros que les marrons de Lyon , des pommiers, cerisiers, figuiers en abondance produisant d'excellentes figues aussi délicates qu'en France , des muscats et des chasselas rouges et blancs, venant de Marseille , produisant l'impossible, en ayant douze pieds en treille sur le devant de ma maison de la cotonnerie, que je vandangeais tous les ans deux fois, du 25 août, et 1er janvier, bien murs et jaunes comme de l'or ; j'en donnais pour les étrennes aux dames qui en étaient privées par la négligence de ne pas en avoir fait planter. On peut, si l'on veut, faire rapporter quatre fois par année les mêmes pieds, mais cela épuise le tronc de la vigne, les grains sont très-gros et aussi bons que le chasselas de Fontainebleau, ainsi que les pêches qu'on nous vendait 120 fr. la douzaine, et il n'y en avait pas pour ceux qui en désiraient, vu que les arbres n'étaient pas encore bien multipliés. J'ai vu du lin en fleur, du bled, du seigle aussi beau qu'en France, ainsi que les asperges, les artichaux, les choux-fleurs, le céleri, les carotes, betteraves, navets, pois, haricots, laitues et des choux d'Europe pesant de 17 livres, provenant de bouture ; mais l'ail, les échalottes et l'oignon ne peuvent y former de tête. J'y ai semé en 1787 un sac de graines de chanvre dans le courant des quatre saisons de l'année, dans des terres noires, grises, rouges, grasses et maigres, avec la pluie et avec le sec, je n'ai jamais pu en faire germer un seul grain ; j'en ai même donné à plusieurs voisins qui ne réussirent pas mieux que moi, que j'avais fait venir de Bordeaux, pour en semer parmi les cotons et les indigots, afin de les préserver, par son odeur forte, des papillons qui déposent les germes de la chenille, qui me ravagea trois récoltes de suite, ainsi qu'à tous les habitans de la paroisse cultivant les indigos et le coton, et souvent tous les quartiers de la colonie en étaient ravagés. Rien de mieux assuré que le sucre et le café ; on est sûr tous les ans de son revenu, à dix mille francs près, sauf dans le cas d'ouragants qui n'arrivent pas souvent.

Etat des plantes, arbres, arbrisseaux et animaux indi-gènes à Saint-Domingue, employés journellement dans les traitemens des maladies que je viens de dé-crire, qui affligent les Africains nouvellement débar-qués, les naturels du pays, et les Européens.

L'herbe à bled caustique, liseron purgatif, safran bâtard stomachique, liane purgatif-hydragogue, québec poison violent, malheur aux chevaux, bœufs et moutons qui en mangent et qui ne savent pas le distinguer des autres plantes dans les savanes, liane molle émolliente, colete adem émolliente, langue à chat vulnéraire, thym marron vulnéraire et détersif, verveine vulnéraire purgative et vermifuge, différente de celle d'Europe, grenadille, fruit ovale de la gros-seur d'une bouteille de litre, rafraîchissant et anti-putride pris en limonade dans les fièvres malignes, putrides et billieuses ; rien de plus agréable aux ma-lades par son goût aigrelet ; pied de poule, grand rafraîchissant en tisane, venant par touffes ; pimper-nelle marronne, excellent apéritif ; goubeau, excel-lent à manger, ses fleurs et ses racines en infusion sont propices à la gonorrhée et aux rhumes opiniâtres, où l'on doit ajouter par verre une cuillerée à café de syrop de petites tomates ; les concombres arradas et les mirlitons sont de bons rafraîchissants ; le pourpier, même celui de mer, grands rafraîchissans et vermifuges ; le nénuphar, commun dans nos étangs, grand rafraîchissant dans les maladies inflammatoires, surtout dans les gonorrhées ; l'épine-vinette, grand rafraîchissant ; melon d'eau, un des plus grands rafraîchissans et agréable à manger ; le plantin, et celui d'eau, rafraîchissants et astreingens ; l'écorce des racines d'orangers, et surtout celle de citronniers, doivent être regardées comme un des premiers fébrifuges connus dans la médecine, même préférable au quinquina du Pérou, et doit avoir la supériorité sur tous les quinquinas extraits de la petite centaurée, et à la gentiane, à l'absinthe, à la serpentaire de Virginie, à la cascarille, à la germendrée ou petit chêne, la benoite, l'argentine, la gaude, la croisette, dite gentiane, les écorces des maronniers, des noyers, des pruniers et des cerisiers que diverses personnes ont offert par les journaux depuis un, deux et trois ans au Gouvernement et à l'académie de médecine ; je soutiens que pas une de ces préparations ne peuvent se comparer au quinquina extrait des peaux des racines de citronniers et d'orangers dont on ne mange pas les fruits, par leur amertume et par leurs gommes résineuses, même la peau du tronc et des branches.

La composition doit se prendre dans la peau interne

des racines, dont je me suis toujours servi avec succès, surtout dans les cinq années de la guerre de l'Amérique du nord, en 1775, qui devint rare dans celle du sud.

Préparation. Il s'agit de faire ramasser les écorces des racines de citronniers et d'orangers, les bien laver avec plusieurs eaux, sans les faire infuser, et les sécher à l'ombre, non au soleil ni au feu, et les réduire en poudre la plus fine dans un mortier en fer, passer à travers un tamis des plus serrés, et la mettre de suite dans des bouteilles bien bouchées et mastiquées. Les doses seront les mêmes que le quinquina du Pérou, soit en substances ou dans les apozèmes. J'observe, avant de l'administrer, de bien nettoyer les premières voies.

Le Gouvernement, pour ses armées terrestres et maritimes, ainsi que son peuple y trouveront un avantage des plus conséquent dans le prix et dans sa bonté, et pourra dire qu'il possède dans son empire le premier et le meilleur des quinquinas du Pérou, surtout S. M. Imp. et Roy. dans ses jardins embellis par les Antilles, tels que les Tuileries, le Luxembourg, et le printems perpétuel du jardin des plantes, qui fait les délices des Parisiens et des Européens dans cette vaste et superbe capitale, enrichie des arts et des sciences.

Ortie sauvage dont les feuilles sont rondes et de la largeur d'une assiète, astringente ; herbe à trois calins, astreingente ; aloës, vermifuge et purgative ; gomment ou morelle sauvage, anodine; la grande et petite mal nommée, anti-vénérienne, scolopendre, très-commune dans les forêts, apéritive; pingoin, son fruit excellent vermifuge; corail sauvage, astringent; l'herbe à trois rivières, grand rafraîchissant et adoucissant qu'on mange en calalou; gros cousin, astringent; amourettes, diurétiques; l'herbe à charpentier, vulnéraire dont on fait le fameux syrop pour les maladies de la poitrine, capillaire béchique et diaphorétique; karata, excellent pour la guérison des gonorrhées, soit en syrops ou en infusions dans du tafia, et pour la guérison des ulcères, même pour ceux des chevaux; croccachien, un des plus grands diurétiques que l'on connaisse dans le monde, qu'on fait infuser pour la guérison de l'hydropisie, à la dose d'un pied de long dans quatre livres d'eau de rivière; rissin ou vigne sauvage, qui ne se trouve que le long de la mer, produisant des raisins rouges, approchant semblables aux raisins d'Europe, grands rafraichissans et agréables; gigéri, sa feuille est un des bons opthalmiques qu'on connaisse en Europe, et son huile dans les maladies de poitrine, que les nègres mangent; palma-christi, ses feuilles sont émolientes et son huile vermifuge et purgative; squine, salsepareille, gayac, salsafras et l'écorce du mappou, grands sudorifiques; réglisse du pays, bon béchique; anana vert, grand caustique en topiques pour nettoyer les ulcères de mauvaise nature, et dans sa maturité un des meilleurs stomachiques, surtout en limonades,

pour les estomacs en délibilités ; graine de coton bouil-
lie, un des plus forts purgatifs hydragogues que j'employais à la dose de trois petites tasses que je faisais
prendre dans la matinée aux hydropiques, et dans les
empâtemens quelconques des sérosités ; l'indigo et
ses feuilles, surtout ses racines infusées dans du tafia
sont un poison pour la vermine à la tête ; la canne à
sucre dans sa maturité, ses fleurs et ses racines sont
un des meilleurs balsamiques et béchiques que l'on
connaisse dans le monde ; le café en grains doit être
regardé par la médecine un des premiers céphaliques
de la pharmacie, et sa feuille en bains, à la dose de
dix liv. pesant, est un des premiers aromatiques et
sudorifiques pour la guérison de la paralysie vénérienne et des rhumatismes, et dans les douleurs de la
goutte fixée aux extrémités, et la graine torréfiée,
aussi au poids de dix liv., employées en bains dans
la perclusion des membres et dans la sciatique, et en
bains des pieds dans les migraines et dans la céphalalgie opèrent des miracles et détournent l'humeur ;
les pois puans et leurs racines en tisanes provoquent
en peu de tems les règles supprimées ; les pois d'angol,
excellens à manger, arbrisseau de huit pieds de hauteur, ses feuilles sont vulnéraires et détersives pour
nettoyer et ranimer les ulcères de mauvaise nature ;
les pois souches sont des plus agréables à manger,
encore plus délicats que les pois vers à Paris. Je suis
surpris qu'ils ne soient pas cultivés dans Paris, en
ayant vu aux marchés dans l'amérique du nord, Phi-

ladelphie et Abaltimore, encore plus froid que Paris,
m'étant bien assuré à Saint-Domingue par ma propre
expérience, que douze pieds de pois dangul, autant
des pois chouques originaires d'Afrique, fournissait en
vert ou sec à manger tous les jours, soit en soupe,
ou en ragoût, pour douze personnes dans le courant
d'une année ; du moins les départemens méridionaux
doivent se les procurer, et les planter à dix pieds les
uns des autres, dans les allées de vignes ; même le
goubeau, fruit délicieux en calalou, on les mange au
vinaigre et à l'huile ; magnioc, contre poison de son
jus, qui empoisonne les hommes, comme les cochons
qui en boivent ; on prend pour cela deux poignées de
la peau des tiges du magnioc, que l'on brûle pour en
retirer une ou deux cuillerées des cendres, qu'on fait
infuser dix minutes dans trois verres d'eau commune,
ou dans du vin blanc qu'on fait avaler, et rarement
s'il en meurt ; les ignames, patates, bananes, nourriture excellente des Africains et des Européens ; le
tronc du bananier fournit une eau assez abondante
qu'on extrait en y faisant une incision avec un cou-
teau, qu'on fait prendre trois verres par jour pour
arrêter les pertes rouges, même les blanches ; canel-
lier sauvage, sudorifique et stomachique, donnant
un parfum agréable, ainsi que l'arbre salsafras et les
muscadiers, arbre de 60 pieds de haut dans les forêts,
qui donnent des muscades amères, qu'on ne peut
employer aux usages de la cuisine ; cannefiche, arbre
aussi gros et élevé que le plus beau chêne d'Europe,

donnent les bâtons de casses , et leurs feuilles en tisane des plus rafraîchissantes ; bois d'olives qui fournissent une grande quantité d'olives qui ne servent par leur amertume , qu'à la nourriture de ramiers et de perroquets ; amandiers de 5o pieds de haut , et gros à proportion , donnant beaucoup d'amandes qu'on ne peut avaler par leur amertume ; figuier maudit, arbre de la hauteur et de la grosseur du plus beau chène , fournissant beaucoup de pommes qui ne sont bonnes qu'à faire du goudron , par un suc qu'elles contiennent , nécessaires à la guérison des ulcères faits par les chiques , et en le mêlant avec de l'huile de palma-christi est un des bons vermifuges , même contre le solitaire ; machemillier , arbre de 15 pieds de haut , donnant beaucoup de graines qui tombent dans la mer , vu que ces arbres naissent le long des côtes ; les sardines sont très-friandes de graines à qui elles ne font aucun mal , et les personnes qui les mangent à leur tour peu de tems après leur repas , sont assurées d'en être empoisonnées , surtout sur un banc d'herbes maritimes entre Léogane , Saint-Marc, la pointe de la Gonave , le petit Goave et le Port-au-Prince , vu que ces arbres y sont communs , et que leurs graines attirent dans ces parages ; le brinbilier est un arbre de 15 pieds de haut , sa peau est luisante, et sa sève est des plus caustiques ; si en le coupant à coups de haches , une goutte de sa sève attrape les yeux des nègres , ils sont assuré de perdre la vue dans moins d'une heure , si l'on n'y remédie au plus court

délai, en touchant leur peau la brûle de même, au
point que les nègres qui les abattent sont obligés de
garder leurs hardes, et de fermer les yeux à chaque
coup de hache; calbassier, arbre charmant de la hauteur et grosseur d'un beau pommier, donnant des
pommes en quantité de la grosseur du poing, dont
l'enveloppe qui contient la pulpe est très-dure, il faut
un marteau, ou les mettre au feu pour les casser,
afin d'en extraire la pulpe et le jus qui sert à faire le
fameux syrop vulnéraire pour la guérison des maladies
des poumons; cayemitte, arbre superbe, de la hauteur de 80 pieds, et très droit, qui sert pour la charpente et pour faire des planches, ainsi que les bois
nagos et bois de fer, cèdre, bois d'Acajou, bois sa-
vane, plus dur que le fer, le mapou, arbre de 90 à
100 pieds de haut, droit et gros, qui ne sert qu'à
faire des planches et des essantes pour couvrir les
maisons, et sa peau et racines un des plus précieux
sudorifiques; au moins autant que le gayac franc,
vu que le bâtard ne vaut rien dans la médecine; le
merisier, arbre de 25 pieds, qui n'a d'autres vertus
que pour faire des chevrons pour les combles des
maisons, et leurs graines pour la nourriture des perroquets et des ramiers; les mengliers qui naissent le
long de la mer dans les endroits marécageux, qui sont
très-longs et très-droits, ne servent aussi qu'à des chevrons, et leur écorce pour tanner les cuirs; le bois
sucrain, arbre de toute beauté, de la hauteur au
moins de 100 pieds et très-droit, sa feuille, très-large

et ovale, donnant une sillique ou fruit sucré de huit pouces de long, des plus agréable à sucer, surtout dans les rhumes opiniâtres, et le tronc sert à faire des planches ; le tamarin est un arbre de la hauteur et grosseur du plus beau chêne, donnant des selliques de 6 et 8 pouces de long, un peu courbées, contenant une pulpe et beaucoup de graine qu'on appelle tamarin, rien de plus agréable cueilli sur pied pour des limonades, et le tronc ne peut servir qu'à des planches pour faire des portes et fenêtres à l'abri de la pluie, vu que c'est un bois très-mou ; l'avocatier, arbre de 5o à 6o pieds, gros et droit, donnant en quantité des fruits ronds et ovales, aussi gros que des bouteilles de pinte ; la peau des uns est violette et celle des autres est verdâtre ; la chair en dedans est blanche et ferme comme celle d'un melon de France, et aussi épaisse. Rien sur la terre ne peut lui être comparable soit en beauté ou en bonté, pour déjeûner, ayant absolument le goût des meilleures noisettes de la Provence. Ses feuilles et bourgeons bouillis pour tisane provoquent les règles, comme un des plus actifs emménagogues ; dans leur intérieur se logent trois noyaux aussi gros que des œufs, qu'on nomme des avocats et qu'on jette par les fenêtres ; l'abricotier est un arbre au moins de 5o à 6o pieds, droit et gros en général comme une barrique de vin, donne des abricots de la grosseur d'un boulet de 48, et aussi ronds, et meilleurs dans leur maturité que les abricots de France, soit crus, cuits ou en confitures, et surtout

au vin sucré, ou anisette dans les desserts ; leur peau
est épaisse de six lignes, et dans leur intérieur on y
rencontre trois gros noyaux irréguliers, et quelque
fois par la force du vent il s'en détache qui cassent les
reins ou la tête aux cochons marrons qui en sont
gourmands ; les nègres s'en méfient dans les momens
orageux. Le corps de l'arbre sert à faire des essentes,
non à la menuiserie, ni charpente ; sapotillier, arbre
superbe, de la hauteur du plus beau poirier et gros de
même, donnant des sapotilles semblables aux belles
poires beurées, aussi agréables à manger et d'un parfum délicieux ; palmiste, arbre de 50 pieds et des plus
droits, de la grosseur de trois pieds de circonférence,
et leurs feuilles de 7 à 8 pieds de long, frangées, au
sommet duquel on trouve un chou de 5 à 6 pieds de
long, et blanc comme la neige, que l'on mange dans
la soupe, à la sausse blanche et à l'huile et au vinaigre ; papayer, arbre très-mou de huit pieds de haut,
donnant plusieurs fruits de la grosseur d'un melon
ovale, jaunes comme de l'or, leur peau est très-fine et
leur chair très-épaisse, qu'on mange si l'on veut
crue, et d'ordinaire on en fait des marmelades et des
confitures ; cachiment, arbre de 10 à 12 pieds de haut,
donnant plusieurs fruits en cœur de bœuf, et au moins
aussi gros, dont la peau est toujours verte, même en
maturité, qu'on mange verts ou cuits au four arrosés
d'un peu de canelle, rien de plus agréable au goût et
à la santé ; le canelier est un arbrisseau de six pieds,
qui fournit en abondances des pommes un peu épi-

neuses qui ont absolument le goût et l'odeur de la canelle ; les gouyaviers sont des arbrisseaux de 8 pieds
qui fournissent des pommes à profusion de la grosseur
de gros œufs, rondes et ovales, toujours rouges, et
remplies de pepins, leur chair est agréable à manger
crue, et l'on en fait des marmelades que l'on mange
dans les desserts, en outre elles servent comme astringentes à arrêter les dissenteries et les diarrhées ;
les pommier d'acajou donnant des pommes en quantité et de toute beauté en couleur de rose, de la grosseur, et ovales des pommes de chatigni, et des
plus agréables à manger, et font beaucoup uriner,
et dans leur bout se trouve une forte noix un peu
crochue, agréable à manger, en la faisant torréfier
comme les marrons ; bananier, arbre acqus composé que des feuilles unies les unes sur les autres, fournissent des touffes de bananes que l'on appelle régime
dans le pays, fruit des plus sains de la longueur de
7 à 8 pouces et de la grosseur de 4 pouces, que l'on
mange crues lorsqu'elles sont jaunes, et qu'on fait
bouillir vertes et même en maturité dans de l'eau, et
du petit salé, rien de plus agréable au goût et à la
santé ; même on en fait boucanner qu'on mange en
guise de pain dans toutes les tables, de même que les
ignames françaises et celles de guinée, meilleures et
plus saines que le pain de froment, ainsi que la cas-
save ou maignoc, qui est une racine profonde, grosse
et longue qui sert à faire de la farine pour la nourriture des nègres, ainsi que les patates ; les bois cochons

sont des arbres superbes, longs et gros, donnant une huile semblable au copabu que j'ai détaillé.

Spécifique fébrifuge le plus salutaire pour la guérison des fièvres tierces et doubles tierces, les quotidiennes et les quartes qui ont résisté aux purgatifs, aux apozèmes et au quinquina administré sous diverses préparations chymiques ; j'observe avant de l'administrer qu'il faut bien nettoyer les premières voies avec deux purgatifs les moins irritans, remède qu'aucuns médecins anciens ni modernes n'ont jamais mis en pratique par répugnance, malgré qu'il ne peut absolument nuire à la constitution de personne, et qu'il n'a jamais manqué de fixer les fièvres par ses vertus anodines, de même que fait une cuillerée d'eau fraîche sur une pinte d'eau bouillante qu'il calme dans un clin d'œil ; composition dont j'ai fait cent fois les épreuves sur des Africains et des Européens, qui ont toujours réussi : on prendra une douzaine des plus belles punaises trois fois par jour, une heure avant les repas, qu'on mettra entre deux soupes, même si l'on préfère dans une marmelade de pommes ou de poires cuites, même avec des pruneaux, remèdes des plus simples et mille fois plus anodin que la teinture anodine et liqueur d'Hoffmann, toujours dangereuses, qui n'agissent qu'en crispant et en émoussant les extrémités capillaires des nerfs, et l'opium en nous énivrant. On aura l'attention de continuer trois jours quand même la fièvre se passerait avec les trois premières prises. Dieu en créant les fièvres a créé aussi d'excel-

lens et sonverains médicamens, désirant que les pharmaciens en composent une liqueur somnifère pour le
salut des épileptiques, des nerveux et des vaporeux.

J'ai vu, il y a deux ans sur le boulevard Saint-An-
toine un nègre d'environ 20 ans, la figure couverte
de pians, tenant sous le bras une superbe Vénus qui
faisait sans doute ses délices.

Si les gouvernemens qui possèdent les Antilles ne
s'y opposent point à l'avenir par la grande quantité
d'enfans de couleur que l'on fabrique, alors le sang
français et la peau la plus belle de l'Europe ressem-
blera avant la fin du siècle à la peau basanée et cuivrée
du menu peuple espagnol et portugais, qui ont un
goût délicieux pour ces sortes d'alliance, depuis la découverte de l'Amérique.

FIN.

TABLE
DES MATIÈRES.

FIN DE LA TABLE DES MATIÈRES.

DE L'IMPRIMERIE DE DONDEY-DUPRE.

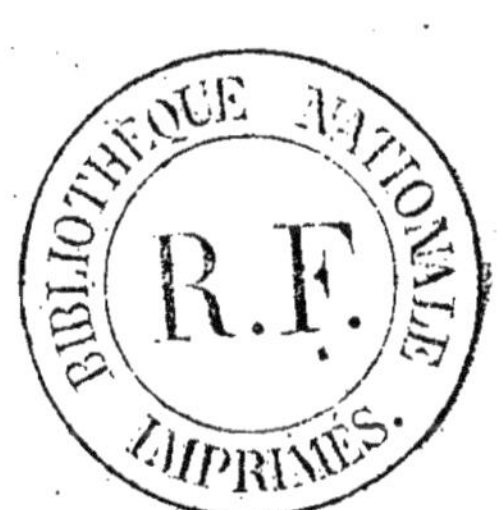